Pedro Cichon et Gisela Fichtl

Le Yoga au bureau et à la maison

Déroulez le tapis et allez-y !

Ixelles éditions

Traduction : Sabine Rolland
Directrice de collection : Sophie Descours

"Pedro Cichon und Gisela Fichtl : *Yoga für Beruf und privat*"
Licensed edition by the Haufe-Lexware GmbH & Co. KG,
Federal Republic of Germany, Freiburg, 2005
Lizenzausgabe des Haufe-Lexware GmbH & Co. KG,
Bundesrepublik Deutschland, Freiburg, 2005

ISBN 978-2-87515-081-3
D/2010/11.948/82

Dépôt légal : 3e trimestre 2010
Imprimé en Belgique

Ixelles Publishing SA
Avenue Molière, 263
B-1050 Bruxelles

E-mail : contact@ixelles-editions.com
Site internet : www.ixelles-editions.com

Sommaire

Avant-propos

Celles et ceux qui travaillent assis toute la journée se plaignent de tensions et de mal de dos. Beaucoup ont également des difficultés à surmonter le stress. Le yoga est un excellent moyen de venir à bout de ces problèmes.

Dans ce MiniGuide, nous avons conçu pour vous un programme d'exercices spécialement destiné à combattre les tensions physiques et psychiques, ainsi que les douleurs les plus fréquentes. Vous trouverez des exercices à pratiquer sur votre lieu de travail sans craindre d'attirer l'attention qui vous aideront à combattre les problèmes les plus courants liés à la station assise prolongée. Des exercices pour retrouver votre harmonie intérieure, vous détendre, vous calmer ou favoriser votre concentration. Mais également des

exercices à pratiquer à la maison pour dénouer vos tensions, notamment dans le dos, les épaules et la nuque. Enfin, nous vous proposons des exercices à pratiquer dans le cadre d'un programme d'entraînement personnel, selon votre humeur et votre forme du moment, qui vous permettront de mieux sentir votre corps et de mieux vous sentir dans votre corps – gage d'équilibre intérieur.
Et ne craignez rien : le yoga ne consiste pas à forcer pour dépasser ses limites. Les efforts excessifs n'ont pas leur place ici. Nous avons sélectionné pour vous des exercices simples mais extrêmement efficaces. Alors découvrez-les vite !

Pedro Cichon et Gisela Fichtl

Qu'est-ce que le yoga et qu'apporte-t-il ?

Le yoga est la voie royale pour celles et ceux qui veulent mieux sentir leur corps et mieux se sentir dans leur corps sans devoir faire des efforts physiques pénibles ni subir la pression de la performance. De quelle manière peut-il vous aider ? Vous allez le découvrir dans ce chapitre.

Qu'est-ce donc que le yoga ?

Le yoga est originaire d'Inde, mais il est également devenu très populaire en Occident. Il s'agit d'une pratique fondée sur des exercices destinés à améliorer la mobilité, la santé, la tranquillité de l'esprit et l'équilibre intérieur. Le yoga le plus connu dans les pays occidentaux, le hatha-yoga, vise à préserver toutes les capacités de notre corps, de notre pensée et de notre sensibilité, voire de les élargir.

Mieux sentir son corps et mieux se sentir dans son corps

Le yoga est une méthode douce pour améliorer sa condition physique et son bien-être corporel. Il n'a rien à voir avec les programmes de remise en forme proposés par les clubs de gym. Ce n'est pas un « instrument de torture » axé sur la performance sportive.

Le yoga vous permet de prendre davantage conscience de vos besoins physiques et psychiques, et ce très naturellement, ce qui vous aide à soulager efficacement vos tensions physiques et mentales dès que vous en ressentez la nécessité.

Renforcer et harmoniser

Le yoga renforce et harmonise l'ensemble du corps par des exercices physiques qui fortifient les tissus de soutien – muscles, tendons et ligaments – et maintiennent la souplesse de la colonne vertébrale. Les exercices de respiration y tiennent également une place essentielle, car ils augmentent la capacité respiratoire et améliorent la conscience du souffle, du rythme des inspirations et des expirations.

Se sentir bien, tout simplement

Il vous suffit de pratiquer le yoga avec une certaine régularité – même quelques minutes par-ci par-là dans la semaine sont mieux que rien – pour ressentir déjà ses nombreux bienfaits. Le sentiment d'entretenir sa souplesse et sa mobilité et, peu à peu, de les améliorer, est déjà extrêmement agréable en soi. Vous avez l'impression de faire le plein de santé et de vitalité. Rien d'étonnant à ce que votre quotidien s'en trouve amélioré. L'individu qui se sent mieux réagit avec une meilleure maîtrise de lui-même à toutes les pressions quotidiennes. Pouvoir à la fois se concentrer facilement et se détendre complètement ne peut qu'avoir des effets très positifs sur la vie privée et professionnelle.

Le yoga – un « sport » réservé aux personnes souples ?

Quand vous feuilletez les nombreux livres de yoga parus en librairie, votre regard est attiré par les photos étonnantes de personnes incroyablement souples qui se contorsionnent dans tous les sens avec une facilité déconcertante. Mais il faut savoir que la plupart des exercices proposés dans ces ouvrages ne sont pas adaptés aux débutants ; ils sont une source de frustration et, dans le pire des cas, de blessures. Le corps de l'individu lambda n'est pas prêt à adopter des positions aussi exigeantes.

➲ Gare aux contorsions prématurées !

C'est pourquoi il est important de garder à l'esprit que le yoga ne consiste pas à se transformer en bretzel le plus rapidement possible ! Il est inutile – voire dangereux – de vouloir réussir à tout prix les positions les plus difficiles si votre corps ne s'y prête pas naturellement. Les exercices spectaculaires que vous voyez dans la plupart des livres de yoga sont réservés à celles et ceux qui pratiquent depuis de nombreuses années – et, même après une longue pratique, rien ne dit qu'ils ne sollicitent pas exagérément leur corps.

➲ Pratiquez en respectant vos propres limites

Chaque corps est unique. C'est pourquoi vous devez toujours être à l'écoute de vous-même et, à chaque instant, savoir si vous restez dans vos limites personnelles en pratiquant tel ou tel exercice. Les exercices proposés doivent vous apporter un bien-être pendant et après la séance. Si ce n'est pas le cas, c'est que vous dépassez vos limites. Alors, dès les premières séances, prenez l'habitude de vous « brancher » sur votre ressenti intérieur après chaque exercice, le temps de quelques respirations.

Ce qu'il y a de merveilleux dans le yoga, c'est qu'il existe un grand nombre d'exercices relativement faciles à exécuter qui font du bien au corps et à l'esprit sans les solliciter outre mesure. Vous n'avez pas besoin d'être particulièrement souple ou sportif(ve) au départ pour les pratiquer. Ne demandez conseil à votre médecin que si vous êtes malade ou entravé(e) dans vos mouvements de manière chronique.

Le hatha-yoga

Le hatha-yoga est le yoga le plus répandu en Occident. Le mot *yoga* signifie littéralement « jonction ». *Ha* et *tha* signifient « soleil » et « lune » – les opposés. Le hatha-yoga consiste à réunir les deux opposés, le corps et l'esprit, pour atteindre une unité d'être – les deux faces d'une même médaille.

L'équilibre entre le corps, le mental et l'affectif

Le yoga a pour but d'équilibrer le corps et l'esprit. De permettre un fonctionnement harmonieux de tout ce qui constitue l'être humain – son corps, ses pensées et ses sentiments/émotions. Cet équilibre n'est pas statique, mais dynamique, remis en cause à chaque instant. Un jour vous vous sentez stable intérieurement, bien centré(e), un autre jour déstabilisé(e), « hors » de vous-même. Le yoga est là pour vous aider à vous recentrer et à atteindre un état d'équilibre relatif.

Qu'apporte le yoga ?

Si le yoga fait l'objet d'un si grand intérêt dans le monde occidental, c'est parce que la plupart d'entre nous vivent dans un état de déséquilibre prononcé entre leur corps, leur esprit et leurs émotions.

C'est le mental qui domine chez l'homme moderne. Le corps est devenu un outil annexe, le véhicule qui fait voir du pays à notre cerveau, le chauffeur au service de notre intellect. Une machine qui, dans le meilleur des cas, se doit de bien fonctionner. Si nous daignons nous occuper de notre corps de temps en temps, c'est pour le garder en bon état de fonctionnement, lui permettre de servir notre intellect le plus longtemps possible.

Se sentir chez soi intérieurement

Notre tête accapare souvent toute notre énergie disponible. Elle ne représente pourtant que 10% de notre corps. Nous ne percevons consciemment les autres 90% que lorsqu'ils nous font souffrir. Le yoga vous aide à étendre votre conscience à l'ensemble de votre corps, à vous « sentir » vraiment, dans votre totalité.

Sa pratique vous permet de vous sentir « chez vous » dans votre corps, votre mental, vos sentiments et vos émotions.

Le yoga clarifie les pensées, les sentiments et les émotions

Les émotions, autre élément constitutif du système énergétique complexe que nous sommes, se révèlent fréquemment incontrôlables chez l'homme soi-disant civilisé. Là aussi le yoga apporte ses nombreux bienfaits. Les exercices corporels nous permettent de retrouver nos sensations et d'être bien ancrés en nous. Les exercices de respiration et de détente nous apaisent profondément. Si vous commencez votre journée par la pratique du yoga, vous maîtriserez beaucoup mieux vos sentiments et vos émotions.

La pensée gagne, elle aussi, en clarté et en lucidité. Tout simplement parce que le yoga vous apprend à vous concentrer. Et lorsque vous abandonnez momentanément la ronde infernale de vos pensées en pratiquant les exercices de détente, vous vous créez des conditions idéales pour aborder et résoudre vos problèmes dans un état d'esprit plus serein et plus détaché.

Êtes-vous prêt(e) ?

Le yoga offre l'énorme avantage de ne pas réclamer de locaux ni de matériel particuliers ; vous pouvez le pratiquer quasiment partout, où que vous soyez. Que ce soit chez vous dans votre salon, à votre bureau ou à l'hôtel. Vous trouverez toujours deux mètres carrés pour vous entraîner et, aux beaux jours, quoi de plus agréable que de pratiquer en plein air ?

Alors déroulez votre tapis et allez-y !

Même si vous n'avez pas besoin de grand-chose pour pratiquer le yoga, nous vous avons préparé une petite liste pour vous permettre de commencer dans des conditions optimales. Bien sûr, rien de ce que nous vous proposons n'est obligatoire. L'essentiel est de vous sentir bien en pratiquant les exercices.

De quoi avez-vous besoin ?

- D'une pièce calme et bien ventilée, mais pas trop froide.
- D'un tapis de yoga, antidérapant (en vente sur Internet ou dans les magasins de sport), pour les postures debout.
- D'une couverture ou d'un tapis pour les exercices au sol.

- D'un estomac léger – ne mangez rien au moins une heure, voire deux heures, avant de pratiquer.
- D'un espace temporel où vous ne serez pas dérangé(e), qu'il soit d'une heure ou d'un quart d'heure.
- De vêtements amples et confortables.
- D'un état d'esprit positif – vous pouvez vous dire que vous vous faites du bien, que vous faites quelque chose qui aura des effets positifs à la longue, du même ordre qu'un sommeil suffisant ou qu'une alimentation saine.
- D'un programme : choisissez une série d'exercices ou un chapitre qui vous « parle » particulièrement, ou sélectionnez des exercices qui ne se suivent pas et concoctez-vous une séance de yoga personnalisée.

Si vous vous entraînez sur votre lieu de travail, les conditions sont différentes, naturellement. En général, vous portez des chaussures et votre bureau occupe beaucoup d'espace dans la pièce. Dans le chapitre « Le yoga au bureau » (voir p. 67), vous trouverez des exercices à pratiquer même dans des conditions loin d'être idéales.

Fortifier le corps

Dans ce chapitre, vous trouverez des exercices pour vous apporter une nouvelle vigueur. Sur votre tapis de yoga, abandonnez toutes vos tensions, savourez le plaisir de rendre votre corps plus mobile, plus souple et plus puissant, et travaillez à créer davantage d'harmonie et de paix dans votre vie.

Améliorer la force vitale

Si vous vous sentez sans force et sans énergie, les postures debout traditionnelles sont là pour recharger vos batteries et vous remettre en forme. Les exercices effectués en station verticale ont un effet revitalisant, dénouent les tensions et tonifient les jambes, les cuisses, les hanches, les genoux, les épaules et le dos. Vous pouvez pratiquer ces exercices à la suite ou n'en sélectionner que deux ou trois. Si vous avez le temps, nous vous conseillons d'y adjoindre des exercices proposés dans les sous-chapitres suivants « Supprimer les tensions, améliorer la souplesse » (voir p. 29) et « Apaiser et harmoniser » (voir p. 32).

Si vous souhaitez exécuter à la suite l'ensemble des exercices de ce sous-chapitre, réservez-vous au moins 10 minutes. Et 15 minutes si vous voulez tenir plus longtemps les différentes postures.

La posture verticale de base

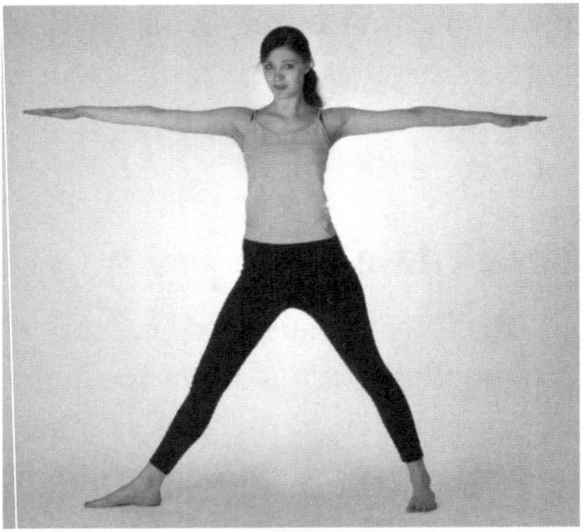

1. Debout, tenez-vous droit(e) et faites un grand pas sur le côté. Redressez bien votre buste.

2. Tendez les bras à l'horizontale. Étirez-les doucement, ainsi que vos doigts, comme si vous vouliez les agrandir, en veillant à ne pas monter les épaules. Vos paumes de mains sont tournées vers le sol.
3. Faites pivoter votre pied droit à 90° vers l'extérieur pour qu'il soit parallèle à votre bras. Tournez légèrement votre pied gauche vers l'intérieur. C'est la position de départ de la posture du triangle, de la posture du guerrier et de la posture du triangle étiré.

La posture du triangle

- Stimule et tonifie les muscles des jambes, des cuisses, des hanches et du dos.

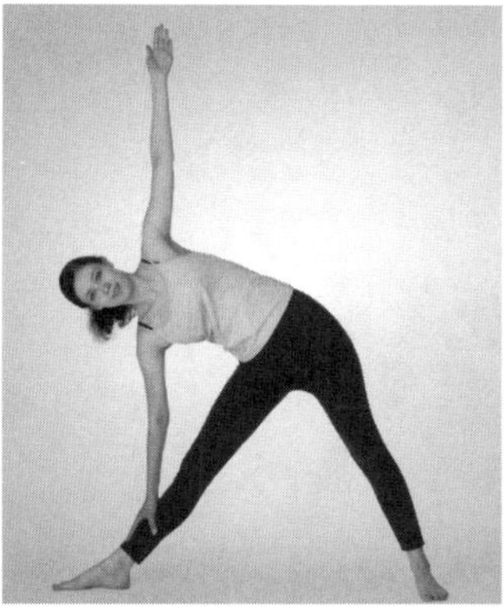

1. Adoptez la posture verticale de base (voir p. 18). Penchez votre buste à droite jusqu'à ce que votre main droite touche votre cuisse ou votre jambe droite. Veillez à ne pas pencher le buste trop en avant ou trop en arrière, mais juste sur le côté.
2. En prenant appui sur votre cuisse ou votre jambe droite, tournez doucement votre buste vers le plafond.

Levez le bras gauche dans l'alignement du bras droit et tournez la tête pour regarder votre main gauche. Si cela vous fait mal à la nuque, contentez-vous de regarder devant vous ou votre pied droit. Tendez bien vos jambes et ancrez vos pieds dans le sol. Gardez la position 30 secondes ou le temps de quelques respirations, puis revenez à la position initiale. Répétez l'exercice de l'autre côté.

La posture du guerrier

- Une posture dynamique qui renforce les membres inférieurs, élargit la cage thoracique et favorise l'endurance.

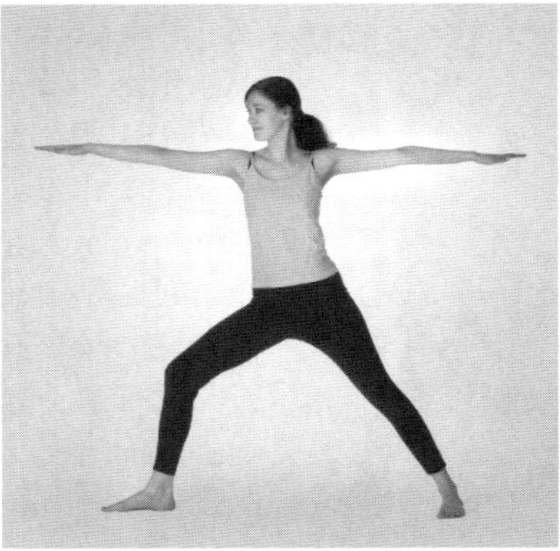

Prenez la posture verticale de base (voir p. 18). Fléchissez la jambe droite jusqu'à ce que votre cuisse droite soit parallèle au sol. Gardez la jambe gauche tendue et le pied gauche bien à plat au sol pour éviter de faire reposer tout le poids du corps sur la jambe droite. Les bras restent parallèles au sol. Veillez à ne fléchir que la jambe droite et à regarder votre main droite. Gardez la posture 30 secondes et répétez l'exercice de l'autre côté.

La posture de l'arbre

- Développe l'équilibre, favorise la concentration et le calme intérieur, renforce la musculature des membres inférieurs et des pieds, améliore la mobilité des hanches et des genoux.

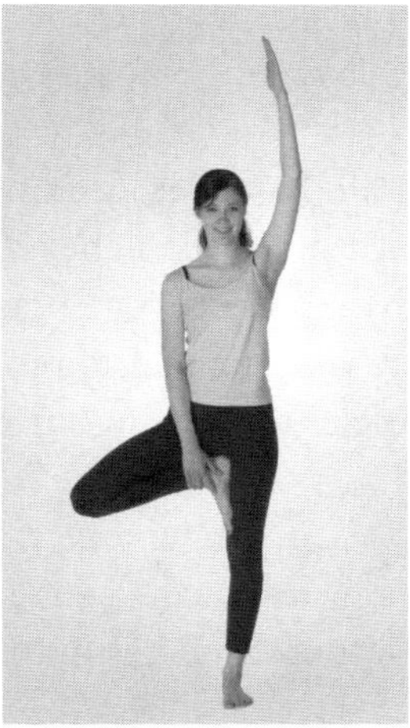

1. Tenez-vous debout, les pieds collés l'un contre l'autre. Soulevez la jambe droite et posez le pied droit à l'intérieur de la cuisse gauche. Appuyez suffisamment le pied contre la cuisse pour garder l'équilibre. Les orteils du pied droit sont orientés vers le sol. Tenez votre cheville dans votre main droite et ouvrez au maximum votre cuisse droite en évitant de tourner le buste.

2. Une fois que vous avez trouvé votre équilibre, levez le bras gauche en l'air. Regardez tranquillement devant vous et essayez de garder l'équilibre au moins 30 secondes, le temps de laisser votre esprit s'apaiser, et respirez calmement par le nez.
3. Baissez votre bras gauche et reposez doucement votre jambe droite au sol. Répétez l'exercice de l'autre côté.

Augmentez progressivement la durée de l'exercice jusqu'à pouvoir garder l'équilibre pendant 1 minute.

La posture du triangle étiré

- Fortifie le corps, renforce les muscles des membres inférieurs, étire la taille, élargit la cage thoracique et développe la respiration.

1. Passez de la posture verticale de base à la posture du guerrier en fléchissant la jambe droite. Penchez le buste sur le côté droit jusqu'à pouvoir poser l'avant-bras droit sur la cuisse droite, ce qui vous fait un appui. Comme dans la posture du triangle, tournez le buste vers le plafond.
2. Levez le bras gauche dans le prolongement de la jambe gauche et essayez de regarder votre main gauche. Gardez la posture 30 secondes en respirant doucement par le nez.

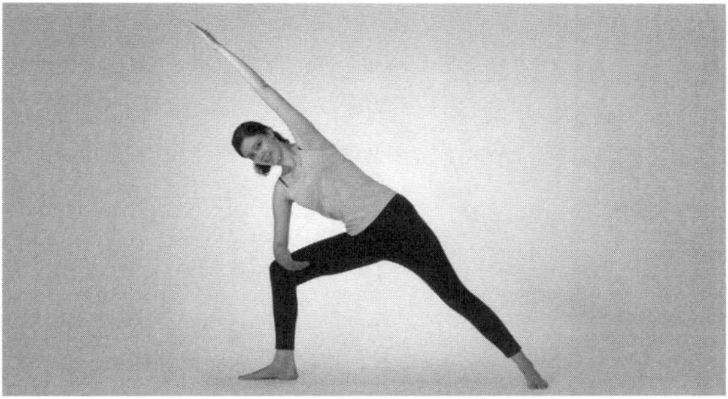

3. Baissez le bras gauche et prenez appui sur votre main droite pour vous redresser et revenir à la position verticale. Répétez l'exercice de l'autre côté.

Le danseur

- Améliore l'équilibre, étire le quadriceps (muscle antérieur de la cuisse) de la jambe levée, ouvre les épaules et la cage thoracique, favorise la concentration.

1. Tenez-vous debout, les pieds joints. Levez suffisamment le genou droit pour pouvoir attraper la cheville droite avec votre main droite. Essayez de rapprocher le pied droit de vos fessiers sans jamais forcer. Veillez à gardez vos cuisses parallèles.

2. Levez le bras gauche en l'air et tendez-le vers le plafond. Regardez devant vous et gardez la posture

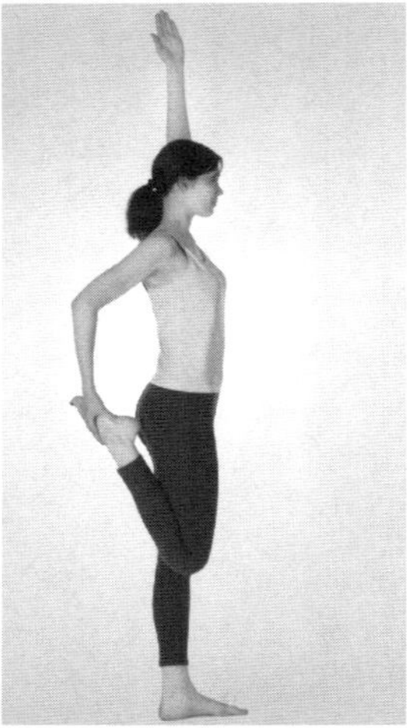

pendant 30 secondes. Essayez de trouver le calme et la sérénité dans cette position. Si vous avez mal dans le bas du dos, penchez-vous légèrement en avant.

3. Baissez le bras gauche et reposez le pied droit au sol. Répétez l'exercice de l'autre côté.

Petit conseil pour toutes les postures d'équilibre sur une jambe : si vous avez beaucoup de mal à garder l'équilibre, ou si cela vous est carrément impossible, appuyez votre main libre contre un mur. Avec la pratique, vous n'aurez plus besoin d'appui, ou seulement si vous sentez que vous perdez l'équilibre.

Supprimer les tensions, améliorer la souplesse

Une journée au bureau suffit à stresser les individus les plus détendus. Vos épaules, votre nuque et votre dos sont contractés et douloureux, vous vous sentez tendu(e) et rouillé(e). Quinze, voire seulement cinq à dix minutes, consacrées aux exercices suivants vous redonneront un nouvel élan et une agréable sensation de mobilité. C'est à vous de choisir si vous voulez effectuer tous les exercices à la suite ou n'en sélectionner que deux ou trois, ceux dont vous avez l'intuition qu'ils vous feront le plus grand bien. Sachez qu'il vous faut compter entre 8 et 10 minutes pour réaliser l'ensemble des exercices de ce sous-chapitre selon le temps que vous consacrez à chaque posture.

La torsion assise

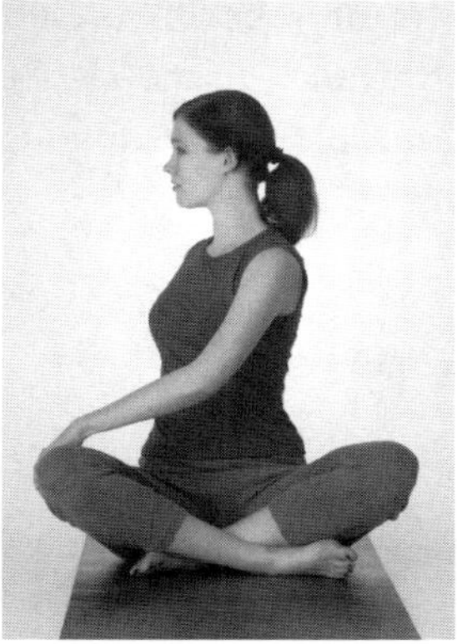

- Maintient et améliore la souplesse de la colonne vertébrale, masse et détend la région abdominale, les épaules et la nuque.

1. Asseyez-vous confortablement en tailleur. Redressez votre buste, étirez-vous – le mieux est d'imaginer qu'un fil doré vous tire vers le ciel, telle une marionnette.

2. Saisissez votre genou droit dans votre main gauche. En vous aidant de votre main droite posée au sol derrière vos fessiers, tournez le buste et la tête vers la droite – si vous êtes souple, vous pouvez regardez derrière vous, mais ne dépassez pas vos limites.

3. Gardez cette torsion entre 20 et 30 secondes en ressentant ce qui se passe dans votre corps. Répétez l'exercice en vous tournant de l'autre côté.

La vague en position assise

- Étire la musculature du dos et détend tout l'avant du buste. Améliore la souplesse et apaise l'esprit.

1. Asseyez-vous par terre, le dos bien droit et les jambes tendues en avant. Décollez légèrement les genoux du sol en rapprochant un peu vos talons. À l'expiration, penchez-vous en avant sans forcer, en laissant la pesanteur faire son travail, et sans lâcher la tête. L'inclinaison en avant sera plus facile si vous tenez vos jambes dans vos mains.

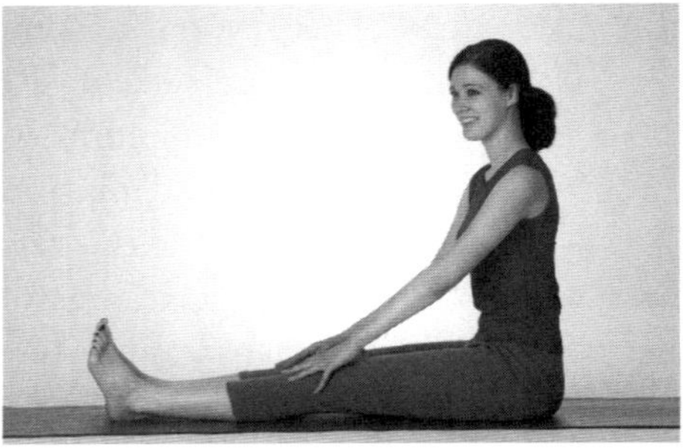

2. À l'inspiration, déroulez votre colonne vertébrale tout doucement, vertèbre par vertèbre, et redressez votre buste. Laissez vos mains glisser le long de vos cuisses. Répétez l'exercice plusieurs fois. Le mouvement de votre buste doit ressembler à l'ondulation lente et fluide d'une vague. Essayez d'étirer vos jambes et vos cuisses un peu plus à chaque fois pour aller de plus en plus loin en avant.

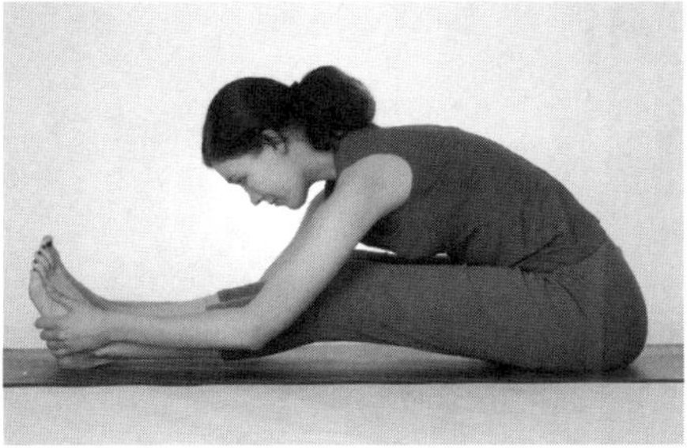

Le vol du papillon

- Étire l'intérieur des cuisses, dynamise le bassin et renforce les muscles du dos.

1. Asseyez-vous par terre et rapprochez vos pieds de votre corps avec vos mains. Vos pieds restent en contact avec le sol et orientés en avant. Joignez vos plantes de pieds et essayez d'ouvrir vos cuisses au maximum. Tenez solidement vos pieds dans vos mains croisées.

2. Redressez bien votre buste. « Battez des ailes » en ouvrant et en fermant rapidement vos cuisses, comme si vos cuisses étaient des ailes de papillon. Respirez normalement et « volez » pendant 30 secondes. Si vous avez mal aux genoux, arrêtez le mouvement et détendez vos jambes.

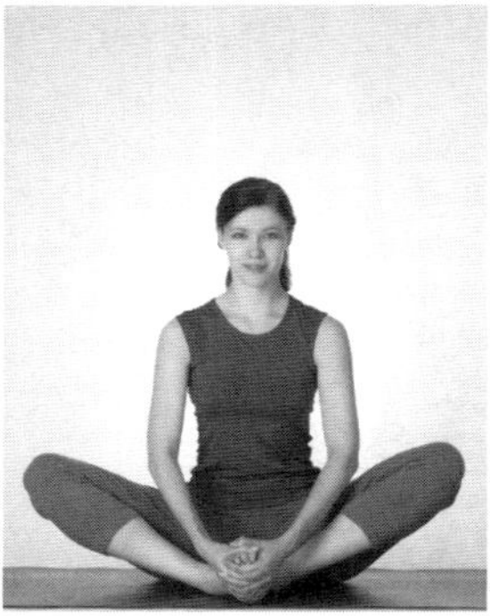

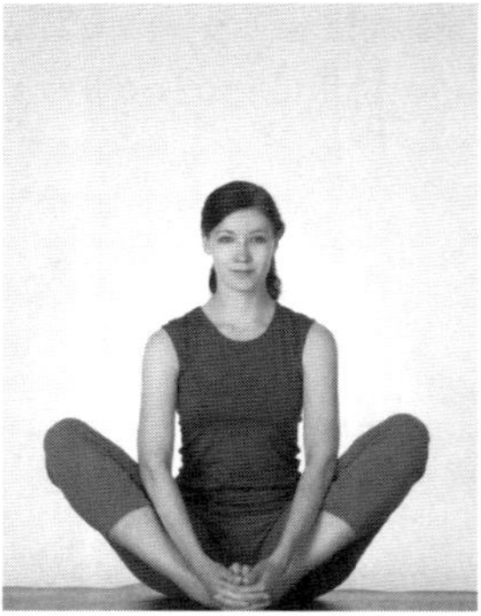

La posture de la table à quatre pieds

• Tonifie les bras, les épaules et les poignets, améliore la souplesse et dynamise l'ensemble du corps.

1. Asseyez-vous par terre, puis fléchissez vos jambes et rapprochez-les de votre abdomen, pieds posés à plat au sol et écartés de la largeur des hanches. Posez vos mains derrière vos fessiers.

2. À l'inspiration, prenez appui sur vos mains pour soulever votre bassin le plus haut possible. À l'expiration, reposez-le doucement au sol. Regardez tranquillement devant vous pendant toute la durée de l'exercice. Répétez 6 à 8 fois cet exercice. Dans l'idéal, votre corps doit former une table : les cuisses et le buste forment le plateau horizontal, tandis que les bras et les jambes représentent les pieds de la table.

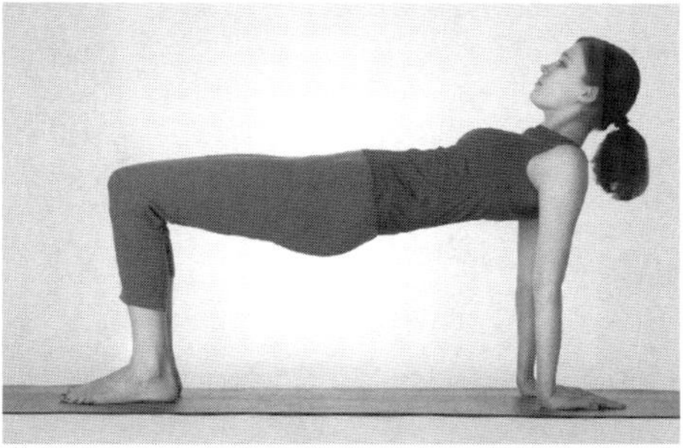

3. Restez 20 à 30 secondes le bassin soulevé si vous n'avez pas mal dans les poignets. Puis reposez doucement le bassin au sol.

La fleur qui s'ouvre

- Ouvre et étire la cage thoracique, produit un effet revigorant et développe l'amplitude respiratoire.

1. Asseyez-vous sur vos talons et penchez-vous en avant jusqu'à poser votre front au sol. Amenez vos bras derrière vous, le long de vos cuisses. En yoga, cette position de départ est également appelée posture de l'enfant. À l'inspiration, redressez-vous sur vos genoux tout en levant vos bras au-dessus de votre tête.

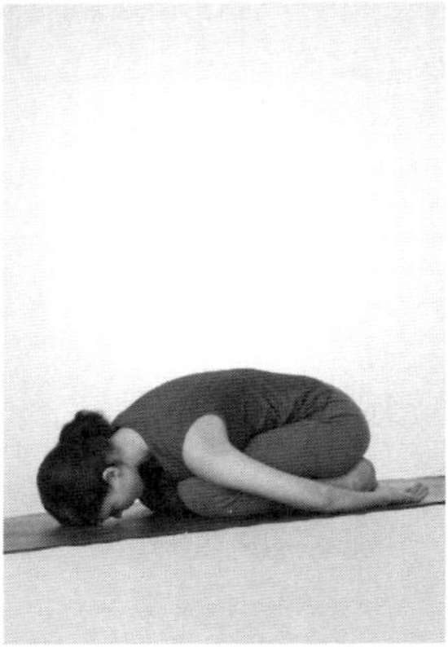

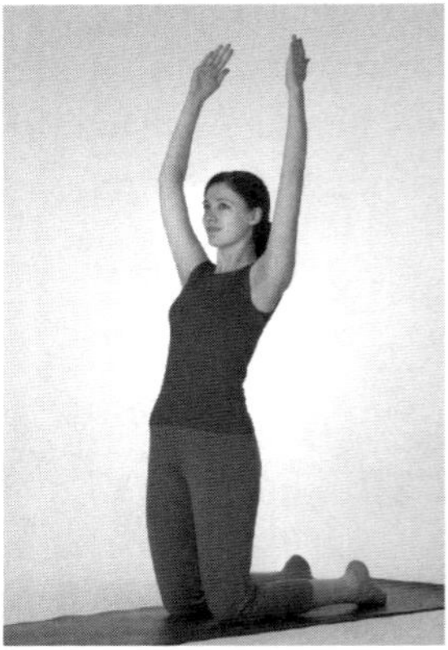

2. À l'expiration, reprenez lentement la posture initiale de l'enfant. Enroulez-vous en avant en amenant vos fessiers contre vos talons et en reposant vos bras derrière vous.

3. Répétez 6 à 8 fois l'exercice en n'oubliant pas d'inspirer en vous redressant et d'expirer en rentrant dans votre coquille. À la fin, restez quelques instants dans la posture de l'enfant pour détendre votre esprit et être à l'écoute de vos sensations.

Si vous ne pouvez pas poser le front au sol ou si vous ressentez une tension dans la nuque, posez votre front sur vos mains ou sur vos poings.

L'étirement complet sur le dos

- Étire en douceur l'ensemble du corps, supprime les tensions dans les épaules, améliore la conscience du corps et la sensation de bien-être.

1. Allongez-vous sur le dos, tendez vos jambes et joignez vos pieds.

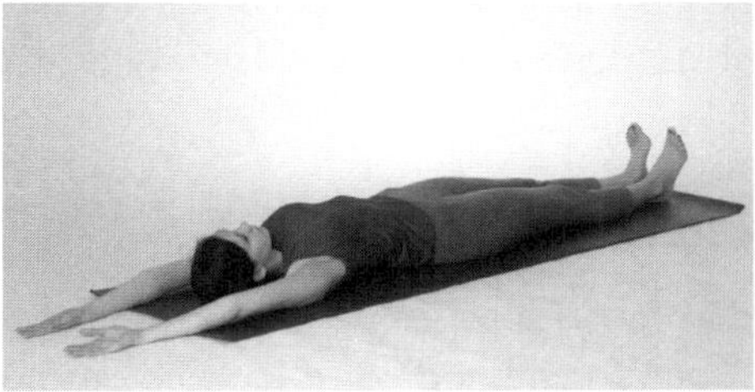

2. Laissez reposer les bras le long du corps, paumes tournées vers le plafond. Puis écartez-les lentement, sans jamais perdre le contact avec le sol, comme si vous traciez un arc de cercle au compas, jusqu'à les lever au-dessus de la tête. (Un mouvement que les enfants font en s'allongeant dans la neige et en « battant des ailes » avec leurs bras.) Lorsque vous montez vos bras au-dessus de la tête, essayez de les coller au sol, ainsi que vos épaules.

3. Étirez vos cuisses et vos jambes au maximum en fléchissant vos pieds.

4. Respirez normalement et gardez cette position d'étirement complet pendant 30 secondes. Puis relâchez vos muscles, redescendez vos bras le long de votre corps et soyez à l'écoute de vos sensations.

Cette posture allongée peut vous détendre efficacement, même si vous n'avez pratiqué aucun exercice précédemment. Restez simplement sur le dos et laissez le relâchement s'installer progressivement ou réalisez l'exercice de détente intitulé « le voyage corporel » (voir p. 53).

Apaiser et harmoniser

Nous vous conseillons de pratiquer les exercices suivants si vous revenez de votre journée de travail à la fois fatigué(e) et surexcité(e). Vous êtes stressé(e) et désirez vous calmer avant de faire autre chose. Vous pouvez réaliser tous les exercices à la suite (comptez une dizaine de minutes) ou n'en sélectionner que deux ou trois, ceux qui vous semblent le mieux vous convenir.

Le soleil se lève, le soleil se couche

- Fortifie les bras et les épaules, approfondit la respiration et apaise. La variante améliore la mobilité des épaules.

1. Asseyez-vous sur vos talons ou en tailleur – le tout est d'être confortablement installé(e). Allongez vos

bras sur le côté en essayant de toucher le sol avec vos doigts.
2. À l'inspiration, levez vos bras sur le côté, puis montez-les au-dessus de la tête en joignant vos paumes de mains (le soleil se lève). À l'expiration, tournez vos paumes vers l'extérieur et redescendez vos bras sur le côté, puis jusqu'au sol en reposant vos doigts par terre (le soleil se couche).

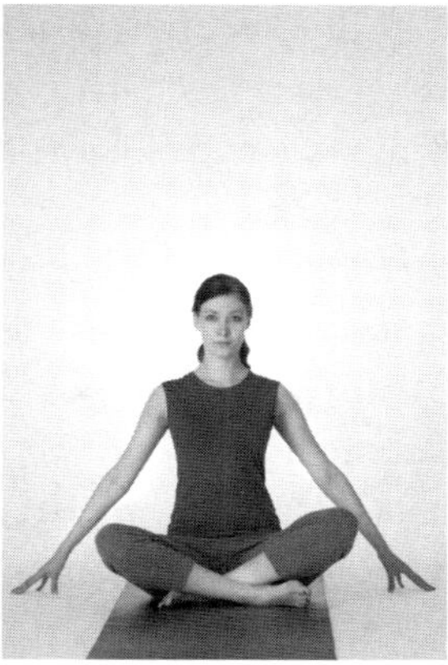

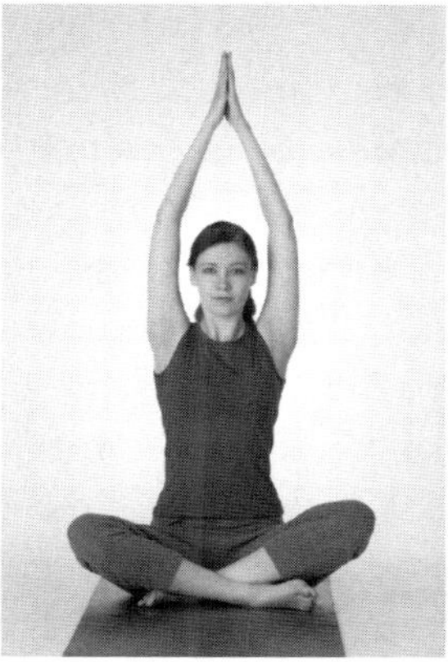

3. Répétez 3 à 4 fois cet exercice en synchronisant le mouvement des bras et la respiration. Puis essayez la variante suivante : au lieu de joindre vos paumes, joignez le dos de vos mains.

Répétez plusieurs fois cette variante.

La posture de l'élimination

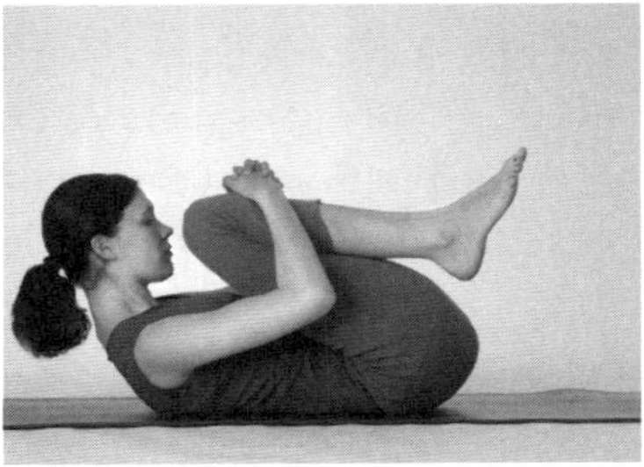

• Renforce les muscles de l'abdomen, produit un effet apaisant et combat les ballonnements intestinaux.

1. Allongez-vous sur le dos, les pieds posés à plat au sol. Levez vos genoux et tenez-les dans vos mains. Si la position vous est agréable, croisez vos mains sous vos genoux.

2. Rapprochez vos genoux de votre buste en soulevant la tête et les épaules et en regardant devant vous. Si vous avez mal dans la nuque, laissez votre tête posée au sol. Respirez profondément par le nez.

3. Gardez cette posture pendant 30 à 60 secondes, puis déroulez-vous lentement et reposez vos épaules, votre tête et vos pieds au sol. Restez à l'écoute de vos sensations quelques instants.

La pratique du yoga réclame en général de respirer par le nez (sauf indication contraire). Mais si vous êtes enrhumé(e) ou si vous avez le nez bouché, respirez par la bouche légèrement entrouverte.

La posture de la table à deux pieds

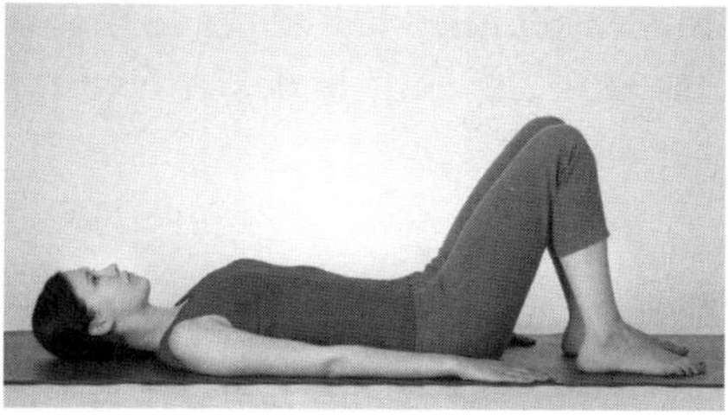

• Étire en douceur l'avant du corps (cage thoracique, épaules, cuisses) et la nuque, et calme l'esprit.

1. Allongez-vous sur le dos, fléchissez vos jambes et écartez-les de la largeur des hanches. Posez vos pieds à plat au sol le plus près possible de vos fessiers. Laissez vos bras le long du corps.

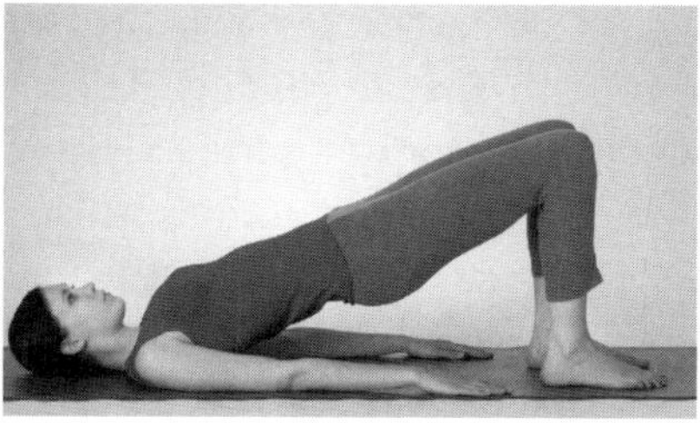

2. À l'inspiration, soulevez le bassin au maximum en prenant appui sur vos bras. La tête et les épaules restent collées au sol. À l'expiration, reposez lentement le bassin au sol, vertèbre par vertèbre.

3. Répétez 6 à 8 fois l'exercice. Synchronisez le mouvement et la respiration. À la fin de l'inspiration, le bassin doit être totalement soulevé et, à la fin de l'expiration, le dos doit être reposé complètement au sol.

La torsion en position allongée

- Assouplit la colonne vertébrale, ouvre la cage thoracique, supprime les tensions dans le dos et favorise la digestion.

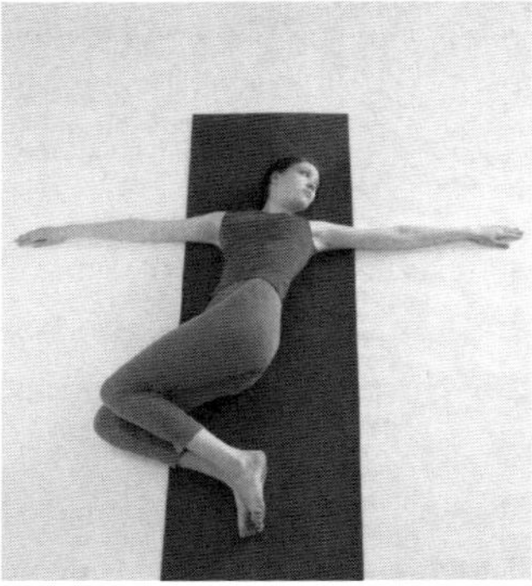

1. Allongez-vous sur le dos, fléchissez les jambes, joignez vos pieds et rapprochez-les de vos fessiers. Tendez vos bras sur le côté, à l'horizontale. Pendant l'exercice, essayez de garder les bras et les épaules collés au sol.

2. Collez bien vos genoux l'un contre l'autre et laissez tomber doucement vos jambes sur le côté droit. En même temps, tournez le buste et la tête du côté gauche. Ne décollez pas les épaules. Votre pied gauche repose sur votre pied droit.

3. Revenez à la position initiale, puis laissez tomber doucement vos jambes sur le côté gauche. En même temps, tournez le buste et la tête à droite. Expirez pendant la torsion et inspirez à nouveau avant d'incliner vos jambes de l'autre côté. Vous expirez en pleine action et inspirez au repos. Répétez 6 à 8 fois l'exercice.

Les cercles de genoux

- Cet exercice masse le bas du dos, notamment la région du sacrum, et produit un effet relaxant.

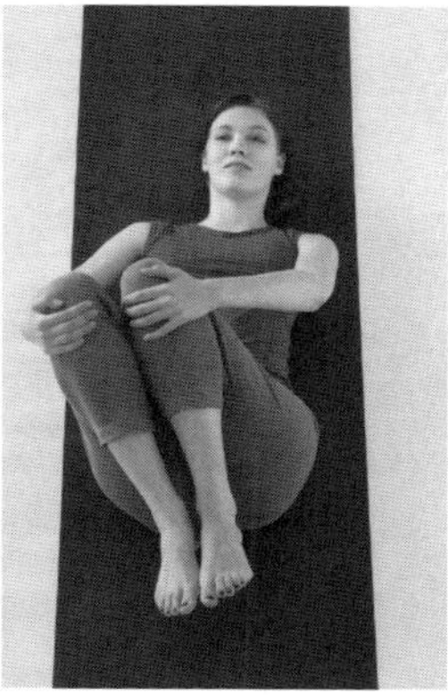

1. Allongé(e) sur le dos, fléchissez vos jambes pour pouvoir prendre vos genoux dans vos mains. Gardez le bas du dos collé au sol. Joignez vos genoux et décrivez des petits cercles dans le sens des aiguilles d'une montre pendant environ 30 secondes.
2. Vous massez ainsi la région lombo-sacrée. Puis décrivez des petits cercles dans le sens inverse des aiguilles d'une montre.

À la fin de l'exercice, reposez vos pieds à plat au sol et restez à l'écoute de vos sensations pendant quelques instants.

Le repos du papillon

- Cet exercice produit un effet très relaxant, étire les cuisses et améliore la mobilité des hanches.

1. Allongez-vous sur le dos et écartez vos cuisses en collant vos plantes de pieds l'une contre l'autre – vous pouvez vous aider de vos mains pour rapprocher vos pieds de votre corps.

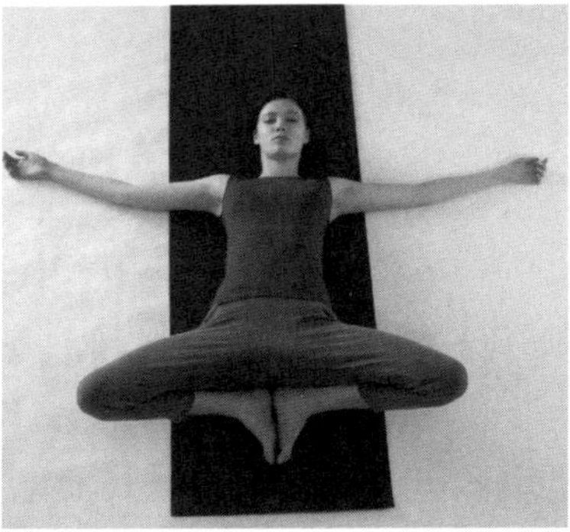

2. Tendez vos bras au sol sur le côté. Dans cet exercice, vous restez complètement passif(ve). Sentez l'étirement dans l'aine, l'intérieur des cuisses et les hanches. Respirez lentement et profondément. Détendez-vous et ne pensez à rien.

Gardez cette posture pendant au moins une minute.

Lâcher prise

Stress et contrariétés sont notre lot au quotidien. C'est une bonne raison pour vouloir nous en libérer en toute conscience. Dans ce chapitre vous trouverez des exercices, non seulement pour vous détendre et lâcher prise, mais aussi pour évacuer activement vos tensions et votre agressivité.

Évacuer le stress et l'agressivité

Au cours de la journée, vous accumulez des tensions de toutes sortes. Vous les portez sur vos épaules, tel un fardeau. La vie, le travail, les contraintes matérielles finissent par vous peser terriblement. Et si vous déposiez ce fardeau ? les exercices suivants, d'une grande simplicité, vous permettront de relâcher la pression et de faire sortir ce qui doit être libéré. Le calme intérieur est à ce prix.

Si vous souhaitez réaliser tous les exercices de ce sous-chapitre à la suite, comptez environ 5 minutes.

Le bûcheron

- Élimine le stress ; plus vous fendrez de bois, plus vous évacuerez de stress !

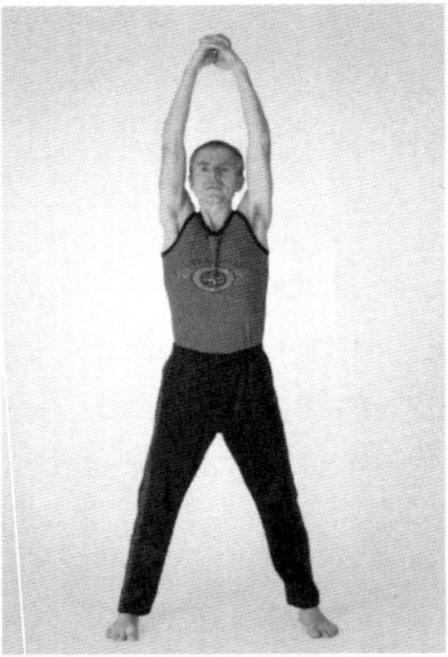

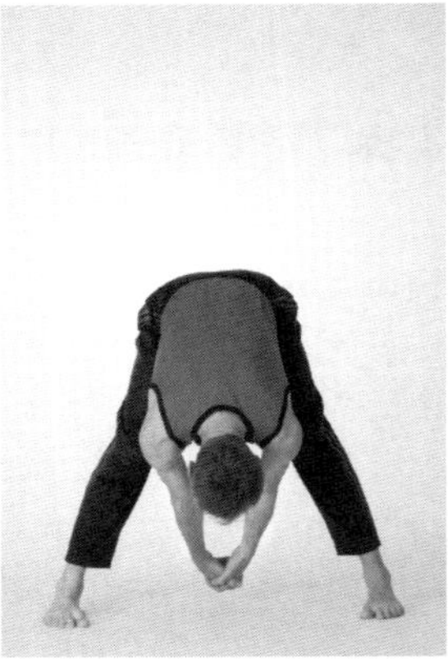

1. Debout sur votre tapis de yoga, écartez les jambes et croisez les mains devant vous. Imaginez que vous tenez une hache avec laquelle vous allez fendre du bois. À l'inspiration, levez les bras au-dessus de la tête.

2. À l'expiration, projetez-les vigoureusement vers le sol, entre vos deux jambes, en vous penchant en avant. En même temps, prononcez à voix haute le son « HA ». Vos bras pendent vers le sol et vos mains restent croisées. Répétez l'exercice en inspirant et en expirant une nouvelle fois. Commencez par un mouvement de va-et-vient relativement doux, puis augmentez progressivement son intensité jusqu'à fendre le bois avec l'énergie d'un vrai bûcheron !

Débarrasser la table

- Produit un effet libérateur. Vous vous sentez plus calme intérieurement et plus détendu. En pratiquant cet exercice, n'hésitez pas à vous défouler tout votre soûl pour libérer les tensions accumulées au cours de la journée.

1. Debout sur votre tapis, bras le long du corps, écartez bien vos jambes. Levez le bras gauche devant vous à l'horizontale et, en inspirant, tendez-le à droite à hauteur de la poitrine. Votre bras droit est relâché le long du corps. Lorsque vous tendez le bras gauche à droite, tournez et penchez légèrement le buste à droite.

2. À l'expiration, tournez le buste à gauche et, dans la dynamique du mouvement, tendez le bras droit à gauche en ramenant votre bras gauche derrière le dos. Puis, en inspirant à nouveau, tournez le buste à droite et projetez le bras gauche à droite, parallèlement au sol. En fait, l'élan vous permet de balayer l'espace avec un effort minimal.

3. En exécutant cet exercice, prononcez le son « FFFFT » dans un sifflement sourd. Imaginez que vous avez une table devant vous et que, d'un mouvement énergique, vous balayez tout ce qui se trouve dessus ! Répétez cet exercice profondément libérateur 4 à 8 fois.

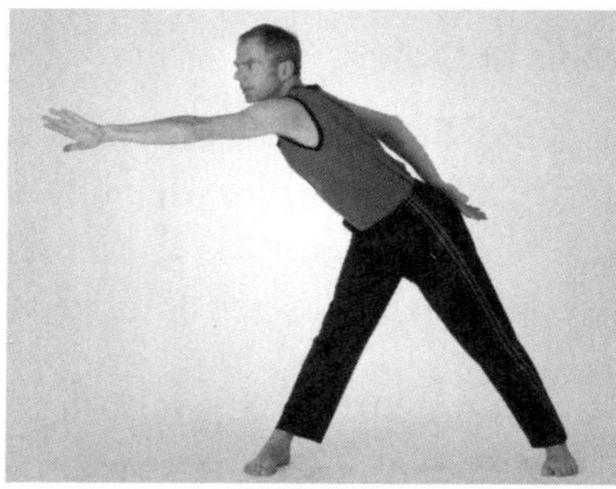

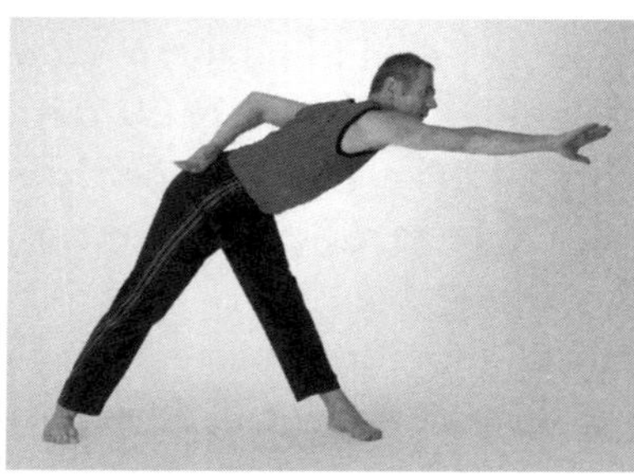

Tirer le signal d'alarme

- Dynamise la région abdominale, renforce la capacité d'auto-affirmation et contribue à atténuer les tensions psychiques.

1. Debout, écartez vos jambes de la largeur des épaules et ouvrez légèrement vos pieds. À l'inspiration, levez les bras au-dessus de la tête et serrez les poings.
2. À l'expiration, prononcez à voix haute le son « hou » tout en fléchissant vos bras et en ramenant vos coudes vers vous, toujours en serrant les poings. En même temps, fléchissez vos jambes. Ce mouvement doit être aussi rapide que dynamique.
3. En inspirant à nouveau, levez les poings au-dessus de la tête jusqu'à tendre vos bras et, en expirant, repliez énergiquement vos bras contre votre corps en lâchant le son « hou » ou « ha ». Répétez 4 à 8 fois cet exercice de renforcement intérieur.

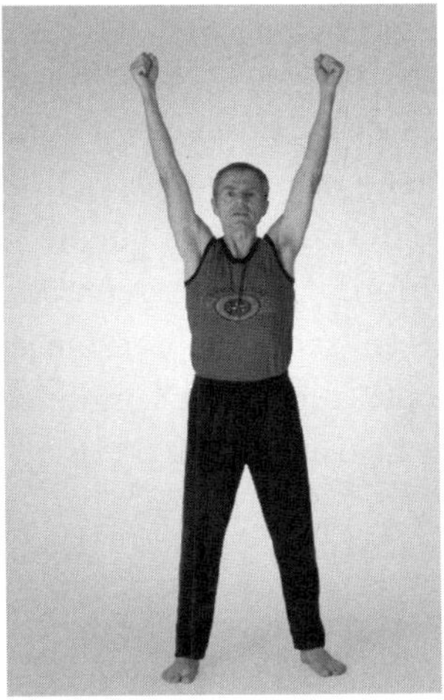

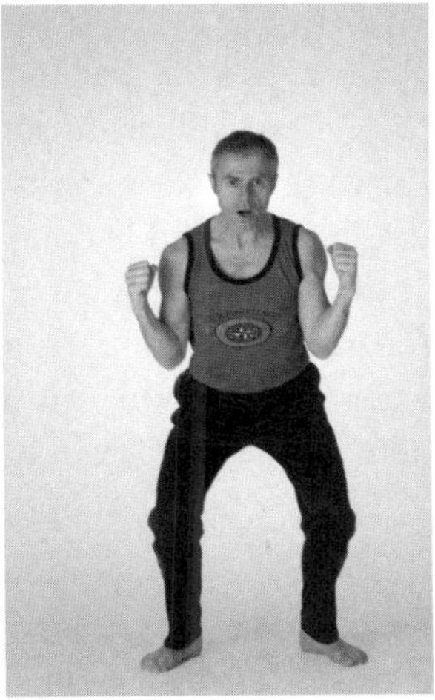

Le lion

- Le stress se traduit souvent par des tensions du visage et du cou que l'exercice du lion contribue à évacuer. Vos rugissements montrent que vous êtes prêt(e) à vous défendre en cas de nécessité.

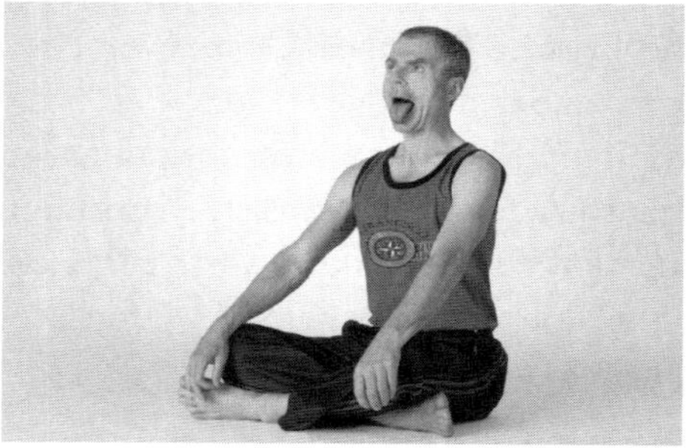

1. Asseyez-vous par terre dans une position confortable – en tailleur ou sur vos talons. Posez vos mains sur vos genoux. Inspirez calmement par le nez.
2. Ouvrez grand la bouche (je devrais dire la gueule !) et tirez la langue au maximum. En même temps, regardez en haut et rugissez en expirant, comme si vous étiez un lion. En inspirant, rentrez la langue et détendez votre visage. Répétez l'exercice 4 à 6 fois.

Respirer

Sur le plan physiologique, la respiration nous est vitale – si nous cessons de respirer, nous mourrons.

Mais, au-delà de cet aspect, de nombreuses écoles spirituelles considèrent la respiration comme une porte d'accès à notre intériorité. Elle nous met en contact avec l'instant présent et réoriente notre attention de l'extérieur (les autres, l'environnement) vers l'intérieur de nous-mêmes.

Focalisée sur notre être intérieur, la respiration est un sismographe de grande précision qui enregistre nos moindres fluctuations physiques et émotionnelles. Si nous sommes stressés ou intimidés, notre respiration devient plus superficielle, moins ample, plus opprimée. Si nous nous sentons bien, notre souffle devient calme et profond. Lorsque nous nous mettons en colère, il devient plus rapide.

Travailler avec la respiration

Inversement, nous pouvons mobiliser consciemment notre respiration pour nous apaiser, refaire le plein d'énergie ou nous détendre lorsque nous sommes excités ou tendus. Sans compter qu'une respiration consciente nous ramène dans le présent si nous avons l'impression de nous être égarés intérieurement. Si vous vous concentrez sur votre inspiration, vous vous réapprovisionnez en énergie vitale, tandis que si vous focalisez votre attention sur votre expiration, vous apaisez votre esprit et vous vous centrez intérieurement.

La respiration yogique

La respiration yogique renforce le système immunitaire en diminuant les hormones du stress et en oxygénant pleinement l'organisme. Le moyen le plus simple de se familiariser avec la respiration yogique est de s'exercer à respirer uniquement par le nez.

Votre position corporelle pendant les exercices respiratoires

Pour tous les exercices respiratoires proposés ici, asseyez-vous confortablement en tailleur ou sur vos talons, tenez-vous bien droit(e) et allongez votre buste. Si vous trouvez la position assise au sol inconfortable, asseyez-vous sur une chaise. Vous pouvez fermer les yeux ou regardez calmement par terre. Si vous souhaitez pratiquer à la suite l'ensemble des exercices respiratoires de ce sous-chapitre, réservez-vous environ 10 minutes.

La respiration audible

- La respiration profonde associée à l'émission d'un son détend et apaise.

Respirez calmement et régulièrement par le nez. Entrouvrez légèrement la bouche et, d'une voix sourde, chuchotez le son « HAA » en inspirant, puis en expirant – le bruit émis par quelqu'un qui dort profondément. Lorsque vous entendez suffisamment bien ce son « HAA », fermez la bouche sans rien changer à votre respiration. À présent, vous entendez plutôt un « HMM ».

Dès que vous percevez bien ce son « HMM » à l'inspiration et à l'expiration, essayez de le rendre doux et fluide, comme le vent qui caresse la cime des arbres. Laissez votre inspiration et votre expiration se faire longues et profondes. Effectuez 4 à 8 cycles respiratoires. À la moindre impression de gêne ou de mal-être, arrêtez l'exercice et reprenez votre respiration normale.

La respiration rafraîchissante

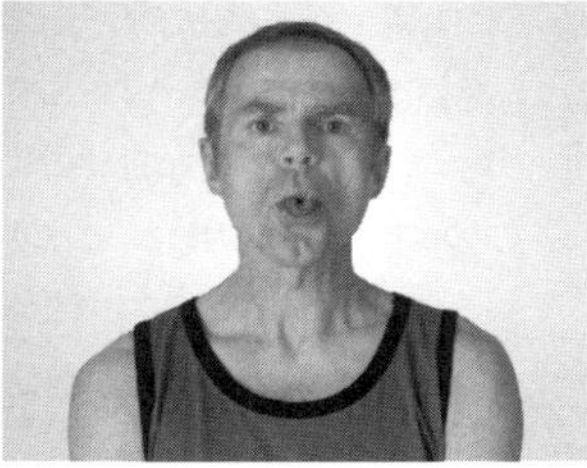

• Le renforcement de l'inspiration revitalise et rafraîchit l'organisme.

1. Roulez votre langue et tirez-la légèrement. Si vous appartenez aux 50% de l'humanité incapables de rouler leur langue, contentez-vous d'ouvrir très légèrement votre bouche et de plaquer votre langue contre vos incisives supérieures.

2. À présent, inspirez par le petit rouleau formée par

votre langue ou par votre bouche légèrement entrouverte. Aspirez l'air en prenant conscience de la sensation de fraîcheur que vous éprouvez. À la fin de l'inspiration, fermez la bouche (la langue revient à sa position normale) et expirez par le nez en chuchotant le son « HMM ».

3. Répétez 4 à 8 fois l'exercice, puis restez quelques instants à l'écoute de vos sensations.

Refroidir la main

- Renforce l'expiration, chasse l'air vicié des poumons, purifie et revigore l'organisme.

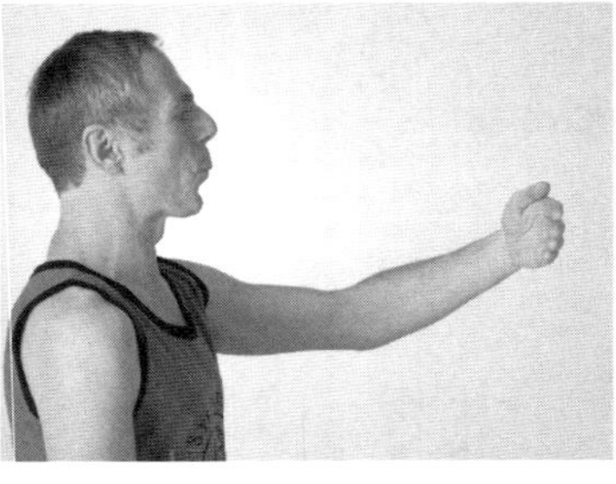

1. Éloignez une main de votre visage à une distance comprise entre 20 et 30 cm de façon à pouvoir regarder votre paume. À l'expiration, soufflez sur votre main en émettant le son « FFF ». Vous devez sentir de l'air frais sur votre paume de main.

2. Si vous sentez de l'air chaud, c'est que vous ne réalisez pas correctement l'exercice. Imaginez que vous soufflez sur la soupe trop chaude de vos enfants pour la refroidir.

3. À présent, inspirez normalement par le nez et répétez 4 à 8 fois cet exercice qui refroidit la main par une expiration prolongée.

La pause respiratoire

- Permet une inspiration et une expiration plus profondes.

Inspirez et expirez profondément par le nez, et ce plusieurs fois. Puis, après chaque inspiration et chaque expiration, faites une petite pause en cessant de respirer. Cette pause peut être vraiment très courte ou, si vous avez un peu de pratique, durer quelques secondes. En tout cas, ne forcez jamais jusqu'à ressentir une impression désagréable. Répétez 4 à 8 fois l'exercice : inspiration – courte pause – expiration – courte pause.

La respiration abdominale

- Fait descendre l'air plus profondément, jusque dans les lobes inférieures des poumons, et renforce la capacité respiratoire. Les mains posées sur l'abdomen procurent un sentiment de sécurité.

1. Posez vos mains sur votre abdomen – si vous êtes détendu(e), vous devez sentir tout leur poids. Inspirez et expirez profondément par le nez. Imaginez que vous respirez dans vos mains ou que vous faites entrer de l'air dans votre ventre. Vous devez sentir votre abdomen se soulever et se gonfler à l'inspiration, puis s'abaisser et se dégonfler à l'expiration. Si ce n'est pas le cas, appuyez légèrement sur votre abdomen en expirant et relâchez la pression en inspirant.

2. Au bout de quelques cycles respiratoires destinés à vous permettre de mieux vous sentir respirer par le ventre, laissez vos mains reposer tranquillement sur votre abdomen et respirez calmement en continuant d'imaginer que vous faites descendre votre souffle dans vos mains. Pratiquez la respiration abdominale pendant deux minutes – ou plus longtemps si elle vous est agréable.

La respiration thoracique

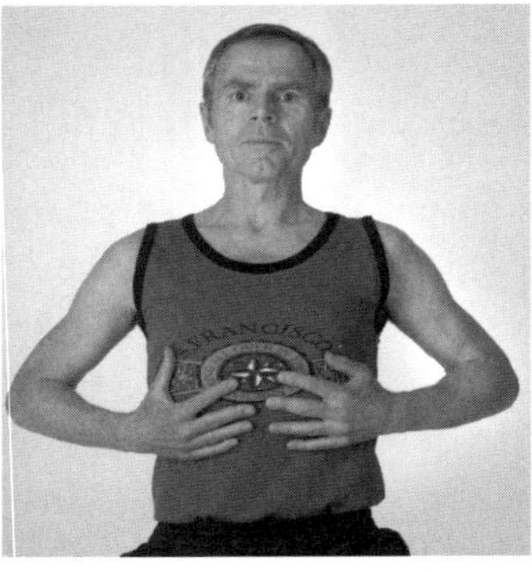

• Vous apprenez à diriger votre souffle vers le haut du corps, d'où le nom de respiration thoracique. En vous exerçant à rentrer le ventre, vous tonifiez les muscles abdominaux et stimulez la digestion.

1. Posez vos paumes de mains sur votre cage thoracique en écartant vos doigts. Vous pouvez ainsi sentir à la fois le mouvement de votre abdomen et celui de votre thorax. En expirant, rentrez le ventre et maintenez-le contracté quelques instants, le temps d'inspirer et de diriger votre respiration dans le haut du corps. Grâce aux capteurs que constituent vos mains, vous sentez votre respiration monter.

2. Vous ne devez pas bouger vos doigts pendant l'inspiration. Vous sentirez peut-être un léger soulèvement et abaissement de votre cage thoracique dans vos paumes de mains. Après avoir inspiré le ventre rentré, expirez et relâchez votre abdomen. À la fin de l'expiration, rentrez à nouveau le ventre et répétez l'exercice.

N'hésitez pas à faire une petite pause après le premier cycle respiratoire si vous en ressentez le besoin. Dans ce cas, en gardant le ventre relâché, inspirez et expirez plusieurs fois tranquillement. Dès que vous vous sentez prêt(e), répétez l'exercice 3 à 4 fois.

La respiration complète

- Dynamise et oxygène l'organisme, améliore la concentration et la digestion.

1. Dans cet exercice, vous combinez la respiration abdominale et la respiration thoracique pour pratiquer une respiration complète. Vous commencez par ins-

pirer par le ventre, puis faites monter votre respiration jusque dans votre thorax. Si vous le souhaitez, vous pouvez poser vos mains comme dans l'exercice précédent (voir p. 50) pour mieux sentir votre souffle.
2. Au début de l'inspiration, vous sentez votre région abdominale se gonfler et, en continuant d'inspirer, votre cage thoracique se soulever et s'ouvrir largement. Puis expirez calmement.

Contrairement à l'exercice précédent, vous ne rentrez pas le ventre. Votre abdomen se contente de suivre vos mouvements respiratoires. Vous expirez d'abord par le ventre, puis par le thorax jusqu'à expulsion complète de l'air. Répétez 4 à 8 fois l'exercice.

Se détendre

Les exercices de détente sont la compensation parfaite à nos vies professionnelles si agitées. Vous apaisez votre système nerveux, supprimez vos tensions et insufflez une nouvelle énergie à votre organisme. Si vous pratiquez régulièrement ces exercices, vous remarquerez que vous retrouvez plus vite et plus facilement votre calme face aux situations stressantes du quotidien.
Comptez 10 à 15 minutes pour réaliser l'exercice suivant, le voyage corporel, et la même chose pour pratiquer l'exercice de détente active (voir p. 60).

Le voyage corporel

Comment et quand pouvez-vous entreprendre ce voyage corporel ?

- Il est idéal pour clore des exercices corporels actifs.
- Vous pouvez l'utiliser pour vous aider à vous endormir.
- À chaque fois que vous vous sentez tendu(e), surmené(e) ou surexcité(e) et que vous avez envie de vous retrouver en paix avec vous-même, ce voyage corporel peut vous aider à restaurer votre harmonie intérieure.
- Lorsque vous voulez marquer une pause dans le rythme effréné de votre quotidien.
- Lorsque vous voulez faire une coupure dans le déroulement de votre journée, par exemple entre le travail et le temps libre.
- Le voyage corporel est un moyen de reprendre contact avec vous-même pour retrouver votre clarté d'esprit et faire le point, notamment si vous avez l'impression d'avoir pris le mauvais chemin ou d'être dans une impasse.

En voyant le long texte ci-dessous, vous vous demandez peut-être comment vous allez arriver à retenir tout cela. Ne vous inquiétez pas ! Après avoir lu le contenu de ce voyage corporel une ou deux fois, vous pouvez tranquillement oublier les détails. Vous devez simplement avoir compris le principe. Et ce principe ne peut pas être plus simple : vous prenez le temps d'explorer votre corps en toute conscience, du bout des pieds jusqu'au sommet de la tête, avant de consacrer quelques instants à l'écoute de vos sensations dans chaque région de votre corps. Et vous finissez le voyage par un grand étirement. Alors allez-y ! Plongez délicieusement dans un bain de détente…

➲ Allongez-vous confortablement

Allongez-vous par terre sur votre tapis de yoga ou sur une couverture. La position sur le dos doit être confortable. Écartez légèrement les bras sur le côté, paumes tournées vers le plafond, si cela vous est agréable. Écartez vos jambes à peu près de la largeur de vos hanches et laissez vos pieds tomber sur le côté si vous ne ressentez aucune tension dans cette position. Gardez la tête dans une position neutre, c'est-à-dire le menton baissé ou levé. Si vous voyez le plafond, c'est parfait.

Soyez à l'écoute du bas de votre dos. Si vous ne vous sentez pas à l'aise les jambes allongées, repliez vos jambes en posant vos pieds à plat au sol, genoux parallèles. Cette position soulage les lombaires. Sinon, gardez vos jambes allongées, les muscles bien décontractés.

➲ Le voyage commence…

Fermez les yeux, pénétrez à l'intérieur de vous-même et concentrez-vous sur ce que vous ressentez. Le voyage corporel est un exercice de détente qui vous donne l'occasion d'explorer votre corps de bas en haut. Vous pouvez visualiser la détente se propager d'une région à l'autre et envahir l'ensemble de votre corps. Ou imaginer une cruche dans laquelle vous versez de l'eau. Le niveau de l'eau monte lentement dans la cruche jusqu'à la remplir à ras bord – l'instant où tout votre corps est détendu.

Ainsi, laissez le relâchement musculaire s'installer lentement dans votre corps jusqu'à le remplir totalement. Vous ne ressentirez peut-être pas tout de suite la détente dans les régions du corps sur lesquelles vous portez votre attention, comme si l'écoute que vous portez à vos sensations avait d'abord fécondé le sol avant de laisser les graines de la détente tomber dedans et pousser lentement jusqu'à atteindre votre corps.

➲ Les pieds

Nous commençons ce doux voyage par les pieds. Portez toute votre attention sur vos pieds. Sentez-les exister – vos orteils, vos plantes de pied, vos chevilles, vos talons, votre cou-de-pied. Laissez votre attention reposer quelques instants à cet endroit, comme la torche d'un spéléologue qui éclairerait un objet intéressant. Soyez pleinement à l'écoute des sensations que vous éprouvez dans vos pieds lorsque vous orientez votre conscience vers eux.

Vous ressentez peut-être une douce chaleur, des picotements, ou la sensation que vos pieds sont plus légers ou plus lourds que d'habitude. Quelles que soient vos sensations, et même si ce sont les mêmes sensations que d'habitude, prêtez-y attention. Il n'y a aucun objectif particulier à atteindre. Vous permettez simplement au relâchement corporel de s'installer et de se diffuser lentement.

Les jambes, les genoux et les cuisses

Déplacez doucement votre attention vers la région du corps qui suit les pieds – les jambes. Procédez avec vos jambes et, plus généralement, avec chaque partie de votre corps, comme vous avez procédé avec vos pieds.

Portez votre conscience dans vos jambes. Sentez vos mollets, leur contact au sol. Sentez vos tibias. Laissez votre attention portée doucement sur vos deux jambes pendant quelques instants, sans faire aucun effort.

Poursuivez votre voyage jusqu'à vos genoux. Sentez le dessus et le dessous de vos deux genoux et continuez à monter pour atteindre vos cuisses. Sentez leur contact au sol. Sentez la différence de sensation entre le dessus et le dessous de vos cuisses. Vos cuisses vous semblent-elles plus légères ou plus lourdes que d'habitude ? Concentrez-vous quelques instants sur cette zone, puis continuez votre voyage ascensionnel.

Les fessiers et le bassin

À présent, sentez vos fessiers reposer au sol et prenez pleinement conscience de cette partie du corps pendant quelques instants avant de passer à la région du bassin. Sentez vos hanches, le bas de votre dos et vos parties génitales. Visualisez la détente remplir progressivement votre bassin.

L'abdomen et le thorax

Continuez à monter pour atteindre la région abdominale, au centre de votre corps. Sentez la partie inférieure de votre abdomen, la région de votre nombril, votre épigastre et le milieu de votre dos. Laissez le relâchement total se diffuser dans l'ensemble de l'abdomen. Respirez tranquillement et régulièrement.

Maintenant, portez toute votre attention sur votre cage thoracique. Sentez vos côtes, votre sternum, vos omoplates, vos clavicules. Montez encore pour prendre conscience de vos épaules et du haut de votre dos. Essayez de relâcher l'ensemble de votre buste et n'oubliez pas : vous n'avez aucun objectif à atteindre.

➲ Les bras, la nuque et le cou

Portez maintenant toute votre attention dans vos bras. Sentez le contact au sol de vos bras, de vos coudes et de vos avant-bras. Puis prêtez attention aux sensations dans vos mains – dans vos doigts, dans vos paumes, dans le dos de vos mains, dans vos poignets. Là aussi, sentez leur contact avec le sol. Enfin, montez jusqu'à votre nuque et votre cou. Essayez de sentir s'ils sont tendus. Le seul fait d'être à l'écoute de leurs sensations et de visualiser leur relâchement peut permettre de les décontracter.

➲ La tête

À présent, prenez conscience de votre tête – la partie du corps où votre voyage se termine. Sentez le contact de l'arrière de votre tête avec le sol. Soyez à l'écoute des sensations que vous percevez dans votre cuir chevelu, votre front et vos yeux. Visualisez vos yeux se reposer tranquillement sous vos paupières et laissez libre cours aux images qui surgissent – couleurs, formes, etc. Décontractez votre mâchoire en ouvrant légèrement la bouche. Vous pouvez imaginer que les tensions de votre visage s'écoulent par le sol.

➲ Que ressentez-vous ?

Votre voyage relaxant est à présent terminé. S'il vous reste un peu de temps, profitez-en pour prêter attention à ce qui se passe à l'intérieur de vous. Savourer les endroits du corps où vous vous sentez bien – si c'est l'ensemble de votre corps, c'est parfait !

En revanche, si vous ressentez encore quelques tensions dans certaines régions du corps ou si des zones précises restent légèrement douloureuses, focalisez toute votre attention sur ces endroits et observez ce qui se passe. Constatez-vous une amélioration ? Si ce n'est pas le cas, acceptez cet état présent. Demain, vos tensions se seront peut-être évaporées et vous ressentirez probablement votre corps différemment. Respirez normalement, sans vouloir influencer votre rythme respiratoire.

➲ Le retour

Avant de quitter définitivement ce voyage relaxant, prêtez une dernière fois attention à ce que vous éprouvez. Faites un petit bilan de votre expérience. Suis-je détendu(e) ou encore un peu tendu(e) ? Suis-je calme ou me reste-t-il un fond de nervosité ? Est-ce que je me sens parfaitement bien, bien, moyennement bien ou toujours aussi mal ?

Revenez doucement à la réalité avant de retourner vaquer à vos occupations. Commencez lentement à vous étirer, comme le matin au réveil. Bâillez, faites des grimaces, poussez des soupirs ou faites les bruits que vous souhaitez. Étirez une nouvelle fois vos bras et inspirez profondément plusieurs fois, comme pour refaire le plein d'énergie. Roulez sur le côté pour vous asseoir lentement. Restez assis(e) pendant quelques respirations avant de vous lever – votre corps doit avoir le temps de se réhabituer à la station verticale.

Exercice de détente active

Il s'agit de produire un relâchement profond de la musculature du corps par un exercice de relaxation actif. L'exercice consiste à contracter légèrement les muscles de certaines régions du corps (inutile de déployer beaucoup de force), de maintenir la tension durant quelques secondes, puis de relâcher complètement les zones préalablement sollicitées et d'être à l'écoute de ce qui se passe.

L'exercice de détente actif vous offre la possibilité de retrouver votre calme et votre sérénité, même si vous n'avez fait aucun exercice auparavant ou si vous êtes très stressé(e). Nous essayons souvent de nous allonger et de nous détendre après une longue journée de travail, mais nous n'arrivons pas à « lâcher » intérieurement. En voyant que nos efforts de détente sont vains, nous avons même tendance à devenir plus tendus, plus nerveux et plus irritables. Cet exercice vous permettra d'éliminer activement vos tensions, d'évacuer le stress de la journée et d'atteindre la détente physique à laquelle vous aspirez tant. En même temps, vous apaiserez votre mental.

Comment procéder ?

Lisez une fois tout le texte suivant. Le principe est identique à celui du voyage corporel (voir p. 53) : vous parcourez votre corps des pieds à la tête en vous attardant sur chaque partie. À la fin, vous contractez simultanément l'ensemble de vos muscles.

Après avoir pratiqué l'exercice plusieurs fois, vous vous souviendrez de l'essentiel – de toute façon, vous ne pouvez pas vous faire de mal. Vous ne pouvez que vous faire du bien. Peu importe si vous oubliez une étape ou si vous faites un mouvement à la place d'un autre. Considérez plutôt ce texte comme une proposition d'exercice. Ce qui compte, c'est que vous vous détendiez, que vous vous libériez de tout ce qui vous pèse et que vous preniez le temps, à la fin de l'exercice, d'écouter ce qui se passe dans votre corps.

Pour commencer

1. Allongez-vous confortablement sur une couverture ou un tapis épais. Sentez votre corps reposer lourdement sur ce support, et respirez quelques instants. Inspirez et expirez normalement, sans rien faire de particulier.

Les pieds, les jambes, les genoux et les cuisses

2. Commencez par contracter et relâcher vos pieds. Contractez vos orteils en direction de votre corps, maintenez cette « mise sous tension » quelques instants, puis relâchez-les complètement. Écoutez ce qui se passe à cet endroit.
3. À présent, contractez vos mollets ou appuyez-les fermement contre le sol. Gardez cette contraction pendant quelques respirations, puis détendez-les et soyez à l'écoute de vos sensations.
4. De la même manière, contractez et relâchez les muscles de vos genoux, puis la musculature de vos cuisses.

Les fessiers et le ventre

5. Serrez vos fessiers de façon à les décoller de quelques centimètres du sol, maintenez-les contractés quelques instants, puis relâchez-les totalement.

6. Contractez le sphincter anal comme si vous deviez vous retenir d'aller à la selle, puis les muscles de la région génito-urinaire (sphincter de l'urètre, sphincter vaginal, périnée), comme si vous deviez vous retenir d'uriner, puis détendez-les complètement. Écoutez ce qui se passe en vous à ce moment-là.
7. Serrez le ventre, comme si vous vouliez le rendre le plus plat possible. Gardez-le contracté quelques instants, puis relâchez-le et soyez à l'écoute de vos sensations.

➲ Le thorax, la nuque et la tête

8. Contractez votre thorax et essayez de coller vos omoplates au sol. Restez quelques instants dans cette position, puis relâchez la tension.
9. Maintenant, contractez les muscles de la nuque et du cou, quoique sans forcer et sans que cette contraction devienne désagréable. Relâchez et écoutez ce qui se passe en vous à cet endroit.
10. Appuyez l'arrière de la tête contre le sol, menton rentré, maintenez la contraction quelques secondes, puis détendez et sentez ce qui se passe.

➲ Le visage

11. Plissez le front en fronçant les sourcils quelques instants avant de le détendre et de retrouver un front lisse.

12. Plissez vos yeux légèrement, comme si vous vouliez vous protéger d'une lumière trop intense. Gardez les yeux plissés pendant deux ou trois respirations, puis relâchez-les.
13. Faites la moue en avançant les lèvres, comme si vous arriviez dans la cuisine et sentiez une odeur de brûlé. Gardez votre moue quelques instants, puis relâchez-la.
14. Étirez les commissures de votre bouche tout en pinçant vos lèvres. Gardez ce rictus quelques instants, puis relâchez vos lèvres. Quelles sensations éprouvez-vous dans l'ensemble du visage ?

Les bras et les mains

15. Pressez vos bras contre le sol, gardez-les contractés quelques secondes, puis relâchez-les. Puis faites la même chose avec vos avant-bras.
16. Écartez vos doigts et appuyez vos deux mains contre le sol. Maintenez la contraction quelques secondes, puis relâchez-la et soyez présent(e) à ce que vous ressentez dans vos mains.

Contraction finale de l'ensemble du corps

17. À présent, contractez simultanément toutes les parties de votre corps sans trop forcer – vos sensations doivent rester agréables.

18. Puis contractez tous les groupes musculaires l'un après l'autre en partant des pieds. Ce n'est pas parce que vous contractez la partie suivante que vous devez relâcher la partie précédente. Surtout pas ! Contractez d'abord les pieds, les jambes, les fessiers et les muscles génito-urinaires, puis le ventre et le dos, la nuque et le cou, la tête, les muscles du visage, et enfin les bras, les avant-bras et les mains. Maintenez toutes ces zones contractées pendant quelques respirations, puis relâchez-les complètement, comme si vous coupiez le courant dans votre corps.

Repos final

19. Pour finir, évitez tout mouvement et restez allongé(e) le temps que vous souhaitez – au moins cinq minutes. Savourez les fruits de votre travail. Sentez comme la douce vague de la détente vous envahit lentement pour vous permettre d'atteindre une relaxation complète. Soyez à l'écoute de tout ce qui se passe dans votre corps en essayant de percevoir les sensations les plus subtiles. Dans une passivité totale, laissez la détente se déployer pleinement.

20. Roulez lentement sur le côté pour vous asseoir, puis étirez-vous, bâillez, comme quand vous vous réveillez le matin, avant de retourner vaquer à vos occupations.

Il est important de ne pas contracter exagérément le cou, la nuque, la tête et le visage pour éviter les maux de tête, mêmes légers, ou les contractions douloureuses qui risquent de persister, même après le relâchement. Dans les exercices de ce chapitre, comme ailleurs, respectez le grand principe suivant : n'allez pas plus loin que ce qui vous est possible et agréable.

Le yoga au bureau

Pratiquer quelques minutes de yoga au bureau permet souvent de rompre le cercle infernal du stress et des tensions. Et vous verrez que certains exercices proposés dans ce chapitre sont plus efficaces qu'une tasse de café pour vous redonner de l'entrain ! Qu'attendez-vous pour le vérifier ?

Exercices devant le poste de travail

Pour pratiquer les exercices suivants, vous pouvez rester où vous êtes : assis(e) sur votre chaise pivotante, devant votre bureau. Parmi les exercices proposés, sélectionnez ceux dont vous avez l'intuition qu'ils vont vous faire du bien – ou, si vous avez le temps et l'envie, réalisez-les tous à la suite (comptez environ 15 minutes au total).

En pratiquant les exercices en position assise, veillez à garder vos pieds bien à plat au sol et parallèles. Surtout, ne croisez pas vos jambes !

Étirement du buste et des bras

- Étire les flancs, les muscles de la cage thoracique et les épaules.

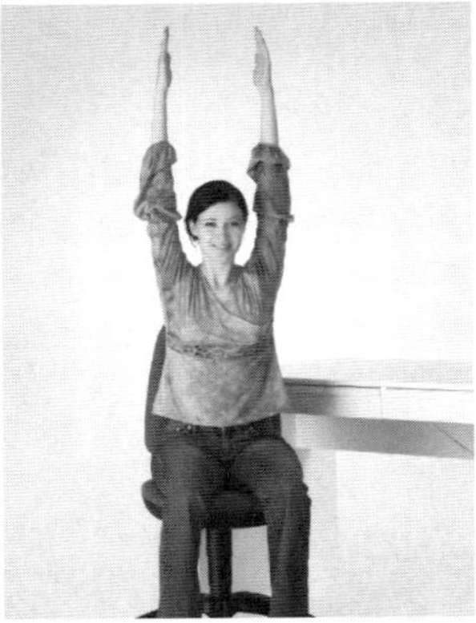

Levez les bras le plus haut possible en veillant à ce qu'ils restent parallèles et près de la tête. Vos paumes de mains sont face-à-face. Vous sentez travailler les muscles de vos bras. Respirez profondément et régulièrement. Maintenez cette position aussi longtemps que vous le souhaitez, c'est-à-dire tant qu'elle vous fait du bien, et, peu à peu, essayez de vous étirer encore davantage.

Étirement des épaules

- Ouvre la cage thoracique et les épaules.

Allongez vos bras sur le côté, à l'horizontale, et levez

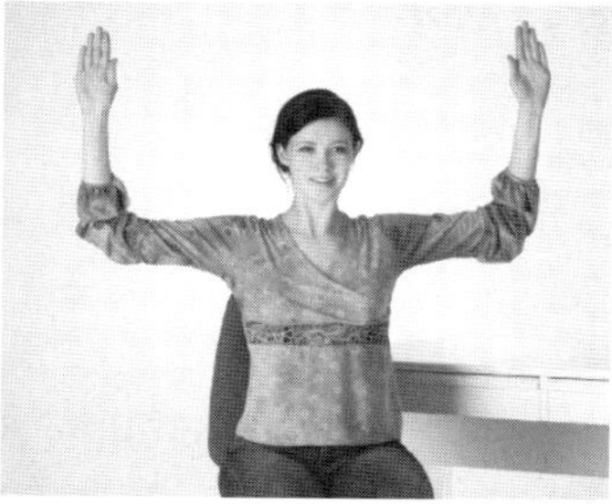

vos avant-bras à la verticale – vos bras et vos avant-bras doivent former un angle droit. Tirez lentement vos bras vers l'arrière pour rapprocher vos omoplates l'une de l'autre. Gardez cette position pendant 30 secondes.

Étirement des flancs

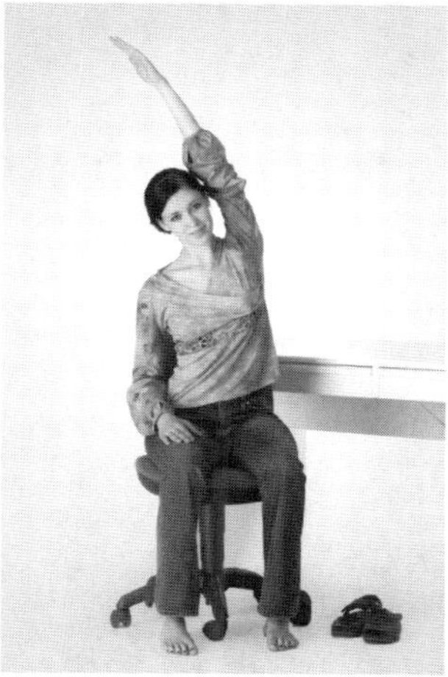

- Posez votre main droite sur votre cuisse droite. Levez le bras gauche contre votre oreille et penchez le buste à droite jusqu'à sentir un étirement dans le flanc gauche.
- Maintenez cette position pendant 30 secondes. Puis changez de côté pour étirer votre flanc droit.

Étirement du buste vers l'avant

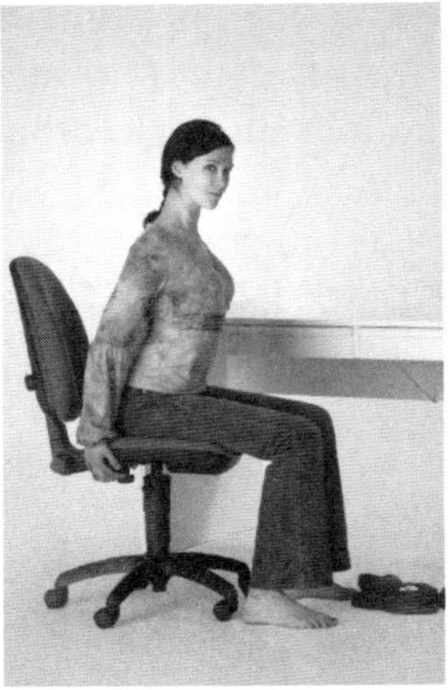

- Ouvre la cage thoracique et étire les épaules.

Tirez le buste en avant en tenant les bords postérieurs de votre chaise de bureau. Faites attention à ne pas incliner la tête en avant ou en arrière. Votre tête doit rester bien droite, dans le prolongement du corps. Gardez cette position pendant 30 secondes.

Renforcement du haut du corps

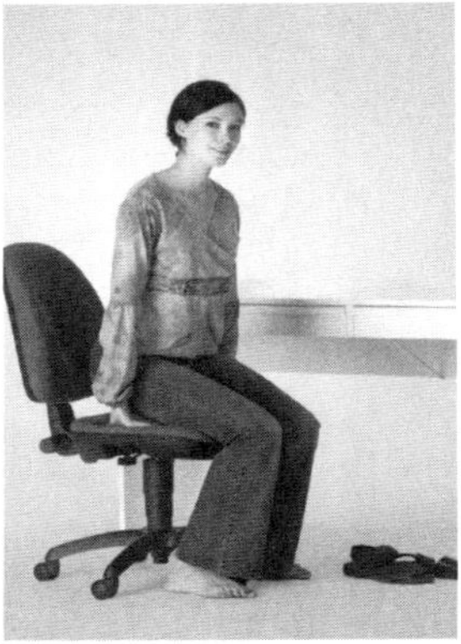

- Tonifie les muscles des bras, des épaules et de la cage thoracique.

Posez vos mains sur la chaise, à côté de vos cuisses. Décollez légèrement vos fessiers et vos cuisses de la chaise en prenant appui sur vos mains et vos bras. Gardez cette position pendant 30 secondes.

Assouplissement du buste et de la taille

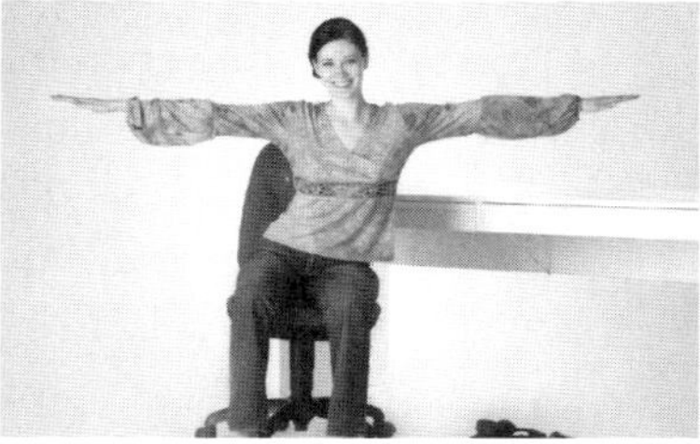

- Améliore la mobilité du buste, étire les flancs et la taille.

Tendez les bras sur le côté à l'horizontale. En inspirant, tirez votre bras gauche vers la gauche – votre buste suit. En expirant, tirez le bras droit vers la droite – là encore votre buste suit. Répétez l'étirement à gauche et à droite 4 à 6 fois. En vous étirant sur le côté, veillez à ce que vos bras restent parallèles au sol.

Bascule du bassin

- Améliore la mobilité du bassin.

Posez vos mains sur vos cuisses. Poussez le bassin vers l'avant, puis vers l'arrière. Lorsque vous le basculez en avant, expirez, et inspirez lorsque vous le basculez en arrière. Essayez de faire bouger uniquement le bassin. Pratiquez ce mouvement de bassin pendant 30 secondes.

Relâchement en avant

- Étire les muscles du dos.

Asseyez-vous en avant de votre chaise de bureau.

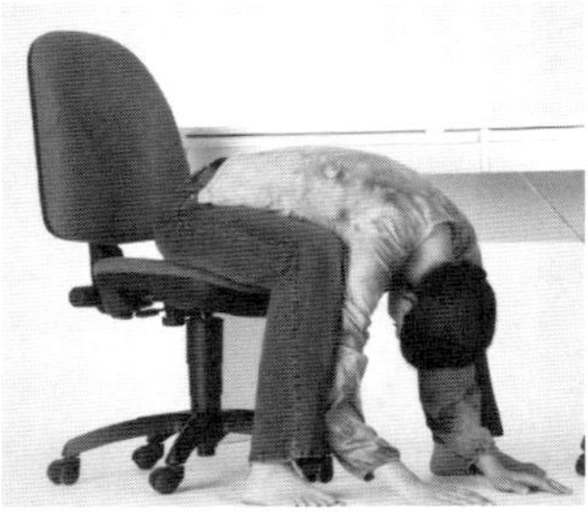

Écartez vos cuisses, inclinez le buste en avant et laissez vos bras pendre mollement vers le sol. Posez vos mains ou, si vous le pouvez, vos avant-bras au sol. Respirez profondément et calmement par le nez. Maintenez cette position pendant 30 à 60 secondes.

Étirement des jambes

- Étire les muscles des jambes et des cuisses.

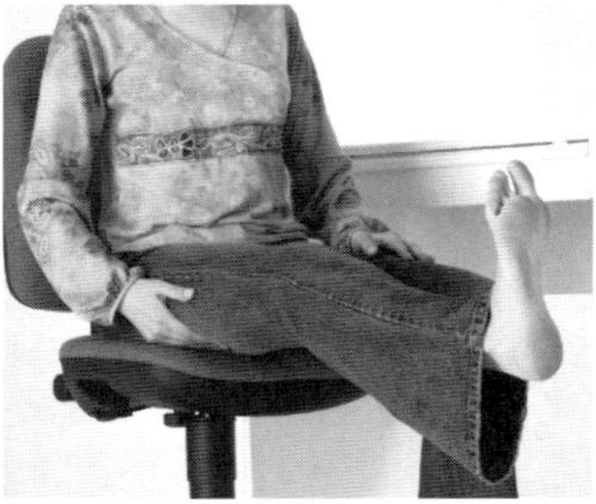

Soulevez une jambe et tendez-la en avant. Gardez-la dans cette position pendant quelques respirations. Vous pouvez intensifier l'exercice en fléchissant votre pied et vos orteils. Posez vos mains sur vos cuisses. Changez de jambe et répétez l'exercice. Gardez la jambe tendue en avant 20 à 30 secondes.

Étirement des pieds

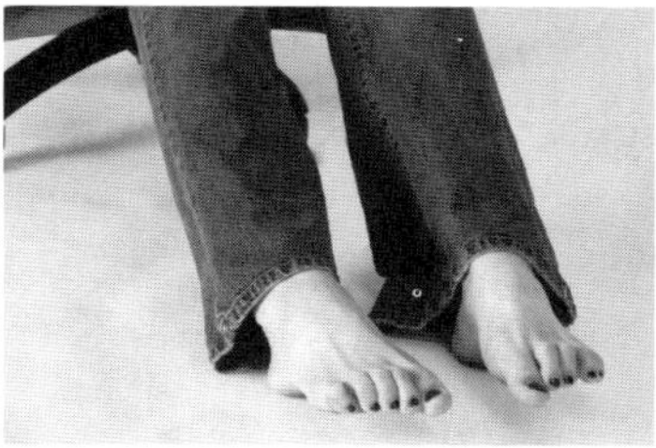

- Étire les chevilles, les mollets et les muscles des pieds.

En position assise, éloignez vos pieds de la chaise jusqu'à ce que vos jambes soient étirées et que seuls vos talons soient en contact avec le sol. Étirez vos pieds pendant 20 à 30 secondes jusqu'à ce que les plantes et les orteils touchent le sol. Si vous avez tendance aux crampes dans les pieds, soyez très prudent(e) avec cet exercice.

Torsion du buste en position assise

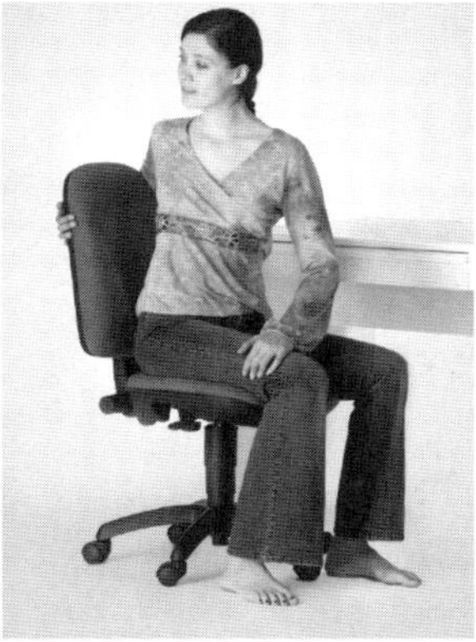

- Assouplit la colonne vertébrale et supprime les tensions du dos.

Asseyez-vous à l'arrière de votre chaise de bureau et collez votre dos au dossier. Puis tournez le buste à droite en tenant le dossier par derrière de la main droite. De la main gauche, poussez votre genou droit vers la gauche. Essayez de tourner le buste et la tête encore plus loin à droite sans faire pivoter la chaise. Gardez cette torsion pendant environ 30 secondes. Répétez l'exercice de l'autre côté.

Rotations des poignets

- Assouplit les poignets.

Tendez vos bras devant vous à l'horizontale en les écartant de la largeur des épaules. Effectuez des cercles de poignets, d'abord vers l'intérieur (ils se rapprochent) pendant 20 secondes, puis vers l'extérieur (ils s'écartent) pendant 20 secondes. Vos bras ne doivent pas bouger.

Ouverture et fermeture des poings

- Tonifie et assouplit les muscles des doigts et des mains.

Tendez vos bras devant vous à l'horizontale. Serrez, puis ouvrez vos poings le plus vite possible. Répétez l'exercice 4 à 8 fois.

Rotations de la tête sur le côté

- Tonifie et assouplit les muscles de la nuque.

Tenez votre tête bien droite en regardant devant vous. Tournez-la lentement à droite, puis à gauche, aussi loin que possible. Veillez à ne pas la monter ni la baisser. Répétez 4 à 8 fois ce mouvement.

Inclinaisons latérales de la tête

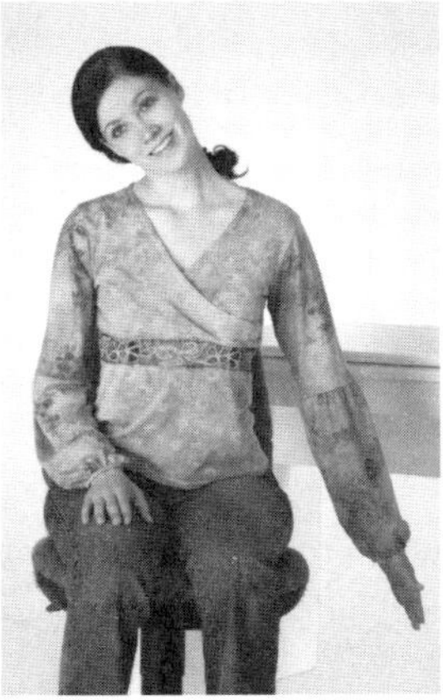

- Assouplit les muscles de la nuque et des épaules.

Inclinez la tête à droite, comme si vous vouliez que l'oreille touche l'épaule, en tendant le bras gauche au sol, puis inclinez la tête à gauche en tendant le bras droit au sol. Vous devez sentir vos muscles du cou s'étirer. Gardez la position 20 à 30 secondes de chaque côté.

Inclinaisons de la tête en avant et en arrière

- Étire les muscles de la nuque et du cou.

En inspirant, levez la tête et regardez au plafond. Puis baissez la tête pour regarder au sol en expirant. Répétez plusieurs fois cet exercice en veillant à l'exécuter lentement et prudemment pour éviter de vous faire mal au cou ou à la nuque.

Mouvements circulaires des yeux

- Tonifie et assouplit les muscles des yeux.

En restant parfaitement détendu(e), effectuez des mouvements d'yeux circulaires, d'abord dans le sens inverse des aiguilles d'une montre, puis dans le sens des aiguilles d'une montre, sans tourner la tête. Seuls vos yeux doivent bouger !

Exercice d'accommodation

- Tonifie et assouplit les muscles des yeux. À conseiller après un long travail sur écran.

Regardez un objet tout près de vous, puis un objet éloigné. Répétez plusieurs fois cet exercice d'adaptation du regard à des objets situés à des distances différentes.

Exercice de détente des yeux (palming)

- Repose et détend les yeux. À conseiller à celles et ceux qui travaillent sur écran.

Posez vos coudes sur votre bureau et appliquez vos paumes de mains sur vos yeux. Surtout n'appuyez pas. Sentez votre souffle chaud dans vos mains et détendez-vous pendant une minute.

Les ophtalmologues préconisent des pauses de 5 minutes toutes les heures pour éviter la fatigue visuelle devant l'écran.

Grimaces

• Détend complètement les muscles du visage.

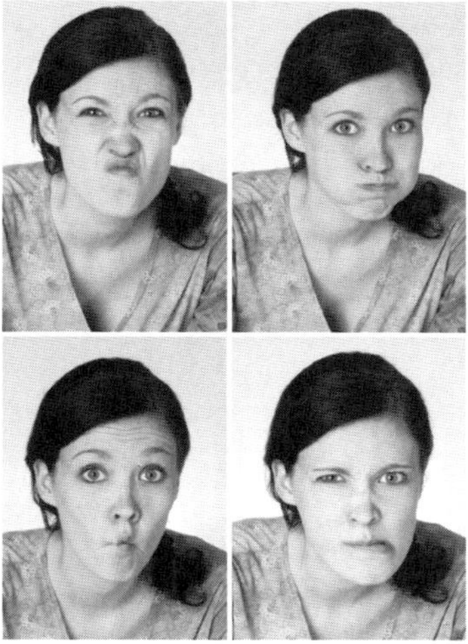

Faites toutes sortes de grimaces, aussi variées que possible, en laissant libre cours à vos dons d'improvisation. Au bout d'environ une minute de mimiques clownesques, arrêtez-vous et relâchez votre visage. Restez à l'écoute de vos sensations pendant quelques instants.

Sommeil improvisé

• Détend l'ensemble du corps et recharge les accus.

Asseyez-vous en avant de votre chaise et appuyez votre dos contre le dossier. Posez vos mains sur vos cuisses, laissez votre corps devenir lourd et s'enfoncer dans la chaise. Laissez aussi votre tête s'incliner légèrement en avant, comme si vous piquiez du nez. Respirez de manière calme et profonde. Restez 1 à 5 minutes dans cette position. Sentez ce qui se passe dans tout votre corps.

Exercices debout pour reprendre des forces

Il n'est pas toujours possible de réaliser des exercices debout sur son lieu de travail – la porte peut s'ouvrir à tout instant. Mais si vous avez la possibilité de rester dans votre bureau pour la pause déjeuner sans être dérangé(e), ou si vous pouvez vous consacrer dix minutes, dix minutes pendant lesquelles vous ne recevez personne et ne prenez aucun coup de fil, alors les exercices suivants vous feront le plus grand bien. L'été, pendant votre pause déjeuner, vous pouvez peut-être vous rendre dans un parc ou un jardin à proximité, trouver un arbre contre lequel vous appuyer et un banc où poser une jambe. Pour pratiquer tous les exercices de ce sous-chapitre, réservez-vous 8 à 10 minutes.

Équilibre sur une jambe

- Mobilise les muscles des jambes, des cuisses et des hanches, étire les flancs (grâce aux bras levés) et supprime les tensions dans le dos (grâce à l'étirement du buste). Améliore l'équilibre et la concentration.

1. Debout, à environ un mètre de votre bureau, d'un rebord de fenêtre ou d'un banc, levez doucement la jambe droite et posez votre talon sur le support choisi. Le pied de la jambe d'appui reste bien droit.

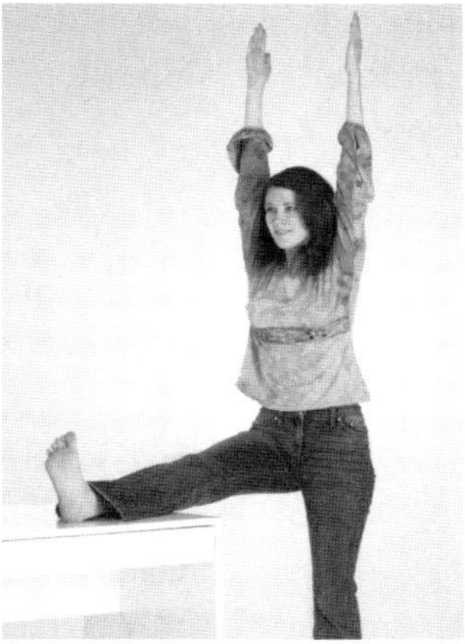

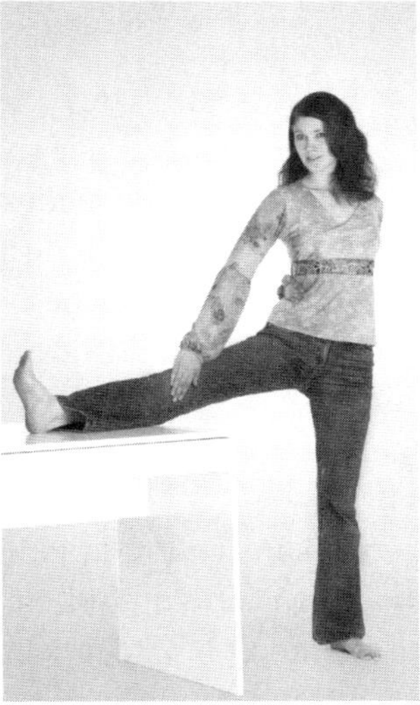

2. Si vous avez un bon équilibre, levez les deux bras au-dessus de la tête et étirez-les. Gardez cette position pendant 30 secondes. Puis baissez les bras.

3. Faites pivoter votre pied gauche et tournez lentement votre buste à gauche – votre jambe droite n'est plus devant vous, mais sur le côté. Tendez votre bras droit et, avec votre main droite, tirez doucement votre jambe droite vers la droite pour l'écarter. Tournez encore un peu plus le buste à gauche et entourez votre taille avec votre bras gauche, ce qui étire l'épaule gauche.

4. Regardez votre jambe droite et restez 30 secondes dans cette position. Puis revenez lentement à la position initiale (jambe droite devant vous) et reposez la jambe au sol. Répétez l'exercice de l'autre jambe.

Dos plat

- Excellent pour les épaules contractées et les tensions du dos. Étire la colonne vertébrale, détend et tonifie les muscles du dos.

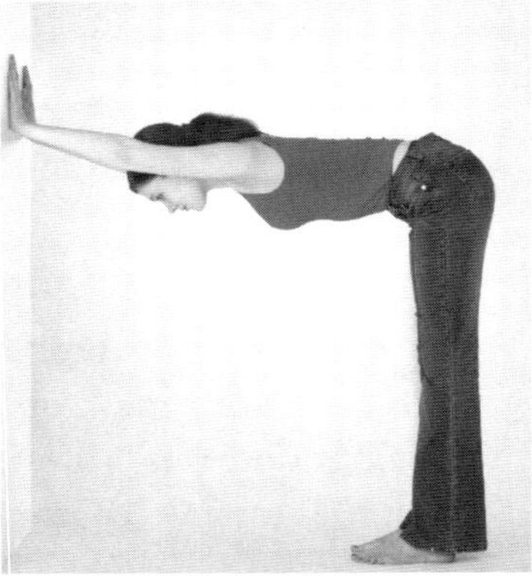

1. Posez vos mains contre le mur – elles doivent être à hauteur de la tête et écartées de la largeur des épaules.

2. Reculez-vous du mur jusqu'à ce que vos bras soient tendus. Écartez vos pieds de la largeur des hanches.

3. Descendez le buste et levez le bassin en essayant d'aplatir votre dos au maximum – si nécessaire, reculez encore jusqu'à ce que vos jambes forment un angle droit avec votre buste et vos bras.

4. Poussez vigoureusement vos mains contre le mur, comme si vous vouliez l'enfoncer. Si votre dos est plat comme un plateau de table, c'est parfait ! Gardez cette position pendant 30 secondes environ.

Dos plat avec une jambe levée

- Produit les mêmes effets positifs que l'exercice précédent avec, en plus, un renforcement de la musculature des jambes, des cuisses et des hanches (surtout du côté de la jambe levée).

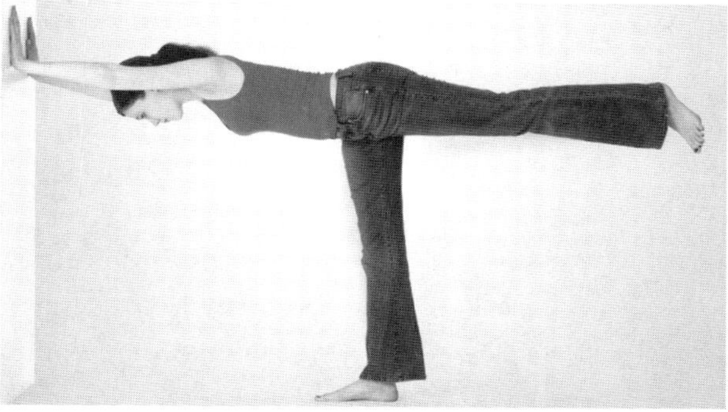

1. Adoptez la position de l'exercice précédent (voir p. 80) et levez une jambe à l'horizontale.
2. Ne levez pas la jambe plus haut que l'horizontale – elle doit rester parallèle au sol. Essayez de garder le dos aussi plat que possible et les deux jambes tendues – l'étirement est à ce prix ! Appuyez énergiquement vos mains contre le mur pour avoir un bon appui. Veillez à ne pas tourner le bassin du côté de la jambe levée, pour faciliter le mouvement, ce qui est souvent un « mauvais » réflexe naturel. Gardez la position 30 secondes.

3. Si vous sentez une trop forte tension dans le dos, levez la jambe moins haut. Répétez l'exercice de l'autre jambe.

Position de la chaise

- Étire et renforce les muscles des cuisses, surtout les muscles antérieurs (quadriceps).

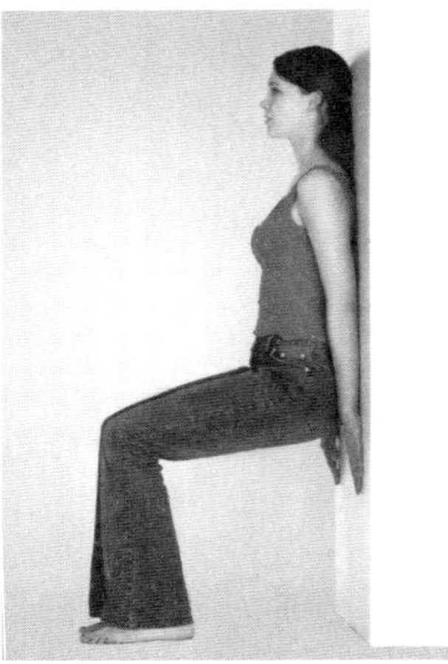

1. Mettez-vous debout, le dos contre un mur ou une armoire à la surface lisse. L'arrière de votre tête, votre dos (jusqu'au creux des reins), vos fessiers et vos talons doivent toucher le mur.

2. Avancez vos pieds en gardant le dos et les fessiers collés au mur et pliez les genoux. Cela vous oblige à coller encore plus fortement votre buste et votre bassin contre le mur. Arrêtez-vous lorsque vos cuisses sont perpendiculaires au mur – c'est l'idéal, mais il faut de la force dans les cuisses et les fessiers !

3. Ne dépassez pas vos limites. Lorsque vous estimez que vous les avez atteintes, restez dans cette position

pendant au moins 1 minute. Aidez-vous en collant vos bras contre le mur.
Vous pouvez rendre la position encore plus difficile en levant les bras au-dessus de la tête et en les collant contre le mur.

Relâchement en avant contre le mur

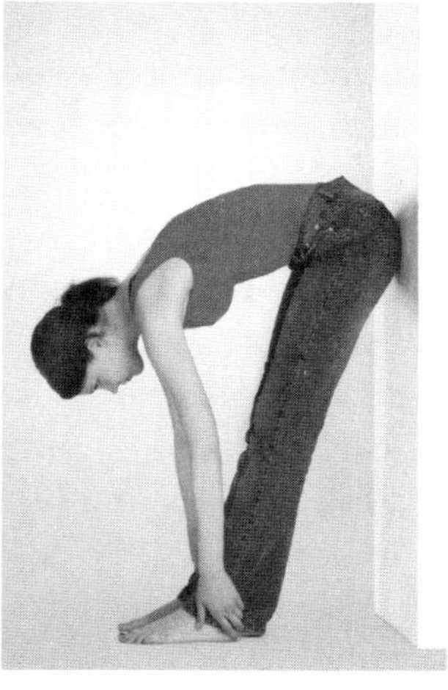

- Étire les muscles du dos, ainsi que les muscles postérieurs des cuisses et des jambes. Stimule la circulation du sang dans le buste et, surtout, dans la tête, ce qui améliore les facultés mentales.

1. Mettez-vous dos à un mur. L'arrière de la tête, le dos, les fessiers et les talons touchent le mur.

2. Avancez vos pieds d'un ou deux pas sans plier les genoux. Puis inclinez doucement le buste en avant et laissez pendre vos bras dans un total relâchement. Saisissez vos jambes dans vos mains sans forcer – ne descendez pas plus bas que vous pouvez. Restez dans cette position, laissez l'étirement se faire tout seul.

3. Gardez la position pendant 1 à 2 minutes. Si vous avez la tête qui tourne ou si vous sentez une pression dans la tête, remontez lentement et restez le buste appuyé contre le mur quelques instants pour vous réhabituer à la station verticale.

Étirement des bras en arrière

- Étire la région des épaules.

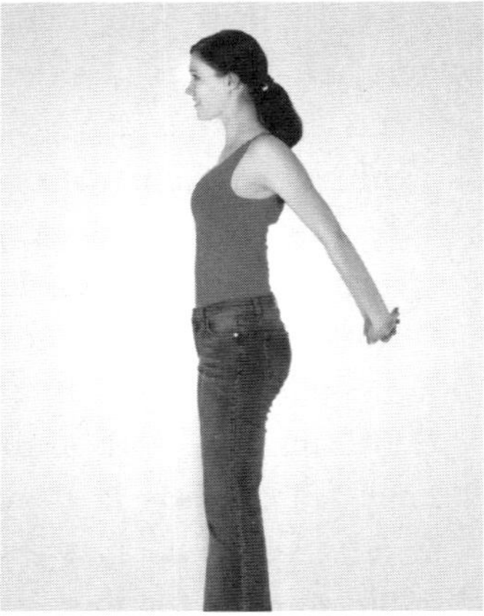

Debout, croisez vos mains derrière le dos, au niveau des fessiers. Levez légèrement vos bras et tirez-les doucement en arrière sans relâcher les épaules et le buste en avant. Restez bien droit(e). Maintenez cet étirement pendant 30 à 60 secondes.

Extension du buste en arrière

- Étire le buste et ouvre les épaules.

Croisez vos mains derrière le dos, au niveau des fessiers, puis tirez-les vers le bas. Contractez les muscles des cuisses et poussez le bassin en avant. Soulevez

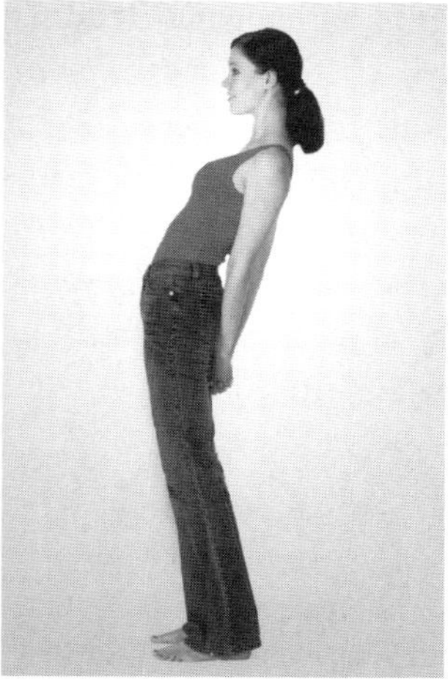

la cage thoracique et creusez légèrement les reins. Gardez la position 30 secondes.

Exercices de respiration pour se ressourcer

Nous avons déjà souligné dans le premier chapitre de ce livre combien la respiration était fondamentale pour notre bien-être général et notre capacité de concentration. Malheureusement, l'importance d'une respiration profonde et bien conduite est fréquemment sous-estimée. Les anciens yogis partaient du principe que l'être humain absorbe le Prana, c'est-à-dire l'énergie vitale du cosmos, par le biais de la respiration, et que cela renforce sa propre énergie vitale. Alors lancez-vous dans ce programme de respiration, même si vous êtes sceptique, et observez ses effets sans parti pris.

Si, en pratiquant ces exercices respiratoires, vous êtes étourdi(e), à bout de souffle ou vous sentez mal, c'est le signe que vous forcez votre respiration (en respirant trop profondément, trop vite ou trop lentement). Réduisez l'intensité de votre respiration ou arrêtez-vous carrément. Vous réessayerez une autre fois. Les exercices doivent vous être agréables et, en aucun cas, ils ne doivent vous demander des efforts excessifs. Avec la pratique, votre organisme s'habituera à absorber davantage d'oxygène et donc davantage d'énergie, et vous ressentirez une action à la fois relaxante et revigorante.

Si vous en avez la possibilité, nous vous conseillons de pratiquer les exercices suivants devant la fenêtre ouverte. Comptez environ 5 minutes pour les réaliser en totalité. Si vous les effectuez à la suite, accordez-vous une pause de 30 secondes entre chacun pour retrouver votre respiration normale et écouter votre ressenti.

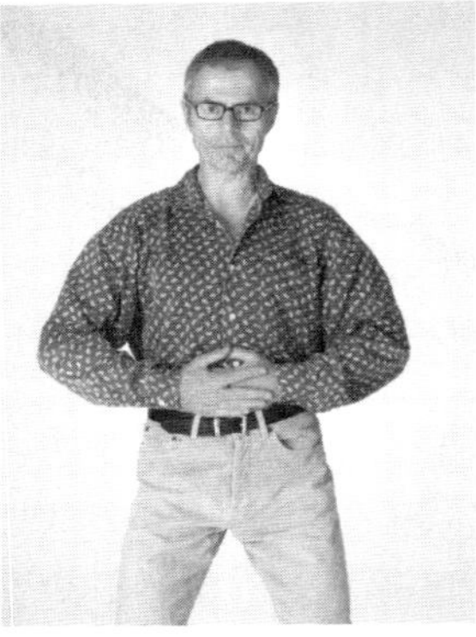

Gonfler et dégonfler le ballon

• Apprend à respirer profondément par le ventre et à faire le plein d'énergie.

1. Debout, les pieds écartés de la largeur des hanches et les jambes légèrement fléchies, posez vos mains sur la région ombilicale.

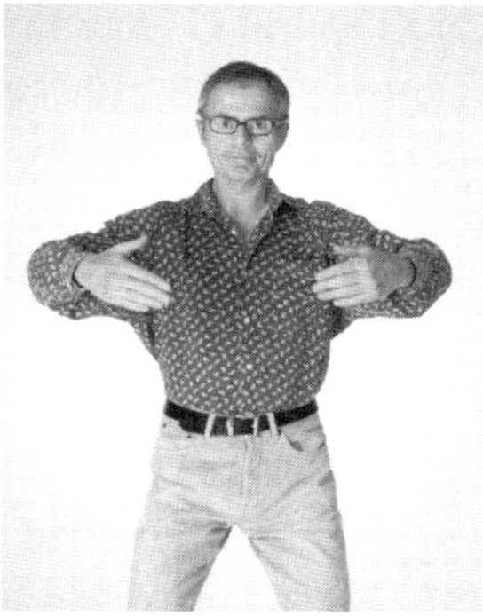

2. En inspirant par le nez, ouvrez les bras, comme si vous étiez en train d'accueillir quelqu'un. Faites descendre lentement votre souffle dans votre ventre, en profondeur. En expirant, ramenez doucement vos bras et vos mains vers votre corps – à la fin de l'expiration, vous devez avoir les mains posées sur le ventre. Tel un ballon, votre ventre se gonfle à l'inspiration et se dégonfle à l'expiration.

3. Répétez 4 fois l'exercice. Si vous le souhaitez, vous pouvez tendre un peu les jambes à l'inspiration et les fléchir légèrement à l'expiration.

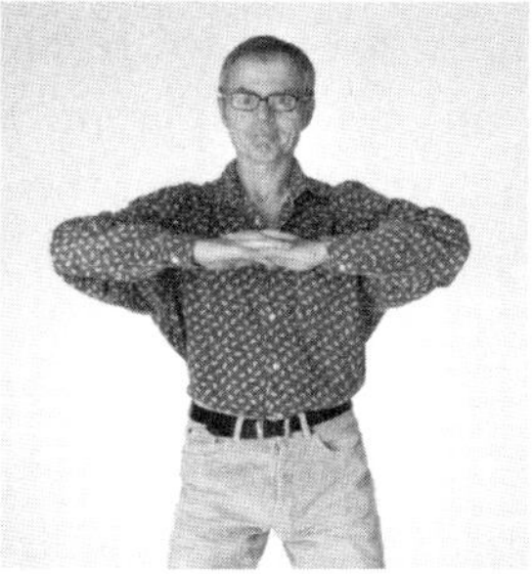

Manier la pompe à air

• Approfondit la respiration dans une approche méditative.

1. Debout, pieds parallèles et jambes écartées de la largeur des hanches, ancrez-vous bien dans le sol. Croisez les mains devant le ventre, paumes tournées vers le bas.

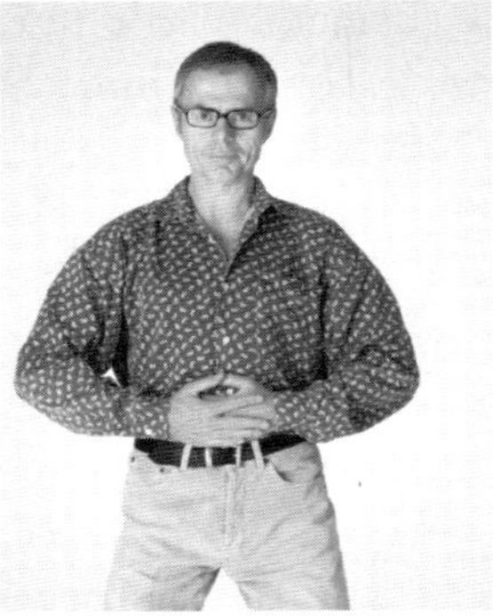

2. En inspirant, montez vos mains croisées jusqu'au niveau de la poitrine. En expirant, descendez-les jusqu'à tendre vos bras. Lors du mouvement ascendant qui accompagne l'inspiration, vous pouvez tendre les jambes et, lors du mouvement descendant qui accompagne l'expiration, les fléchir. Répétez 4 fois l'exercice. Vos doigts restent croisés tout au long de l'exercice.

Saluer à l'indienne (n° 1)

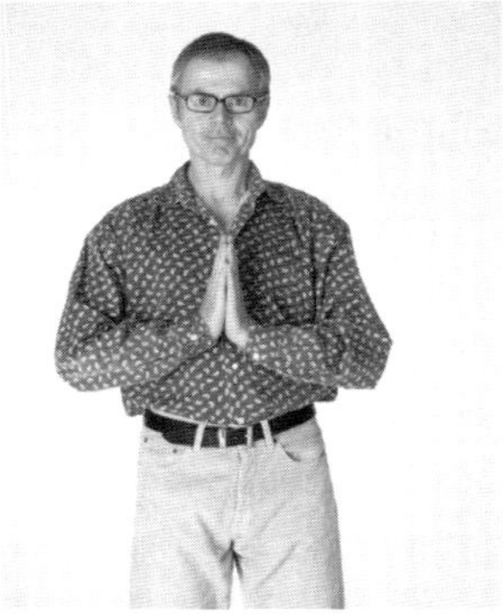

- Un mouvement calme et fluide qui vous met en contact avec votre respiration et vous apprend à respirer plus profondément.

1. Debout, écartez les jambes de la largeur des hanches, les pieds bien ancrés dans le sol. Joignez vos mains en prière (en Inde, on dit joindre les mains en namaste).

2. Laissez tomber vos bras le long du corps, puis levez-les sur le côté et montez-les au-dessus de la tête. Joignez à nouveau vos mains en prière et ramenez-les devant vous, toujours jointes, comme dans la position initiale. Le mouvement ascendant accompagne l'inspiration et le mouvement descendant l'expiration.
3. Répétez 4 fois l'exercice. Veillez à ce que vos gestes soient calmes, lents et fluides et en synchronie avec votre souffle.

Saluer à l'indienne (n° 2)

- Vous apprenez à respirer en profondeur, de manière détendue et ludique. Ce qui revigore tout votre organisme.

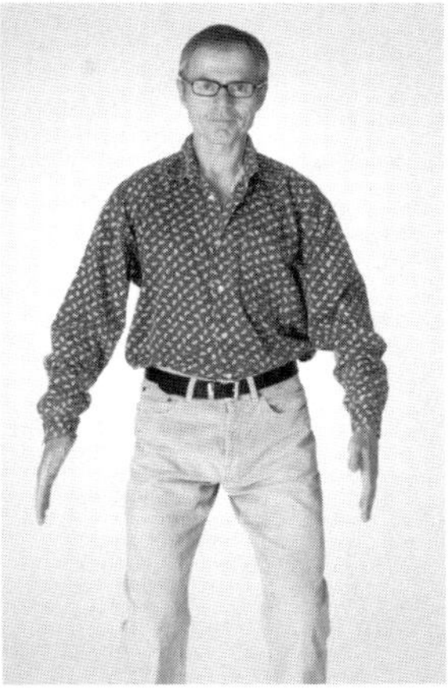

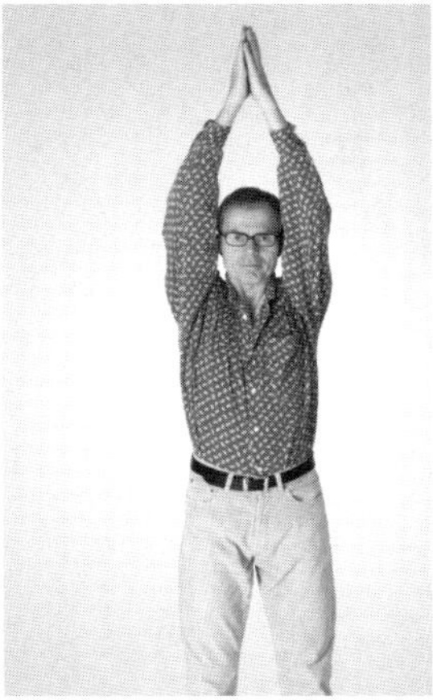

1. Cet exercice est exactement l'inverse du précédent (voir p. 88). En inspirant, paumes de mains jointes, montez vos bras au-dessus de la tête jusqu'à les tendre.
2. En commençant à expirer, lâchez vos mains et descendez vos bras sur le côté jusqu'à ce que vos paumes se rejoignent devant votre bassin. À la fin de l'expiration, montez vos mains jointes en prière devant votre poitrine, la position initiale.
3. Répétez 4 fois l'exercice. Veillez à rester aussi détendu(e) que possible pendant que vous respirez en profondeur.

Séries d'exercices pour chaque humeur du moment

Tantôt vous avez la pêche et avez très envie de bouger tout votre corps, tantôt vous ne souhaitez qu'une seule chose : ne plus bouger et que l'on vous fiche la paix ! Dans ce chapitre, vous trouverez plusieurs séries d'exercices adaptées à votre humeur du moment.

Si vous êtes déjà trop fatigué(e)...

Beaucoup d'entre vous rentrent le soir du travail, complètement épuisés, et ne souhaitent qu'une seule chose : la tranquillité. S'il vous reste encore un peu de force pour déplier votre tapis de yoga au sol, vous aurez toutes les chances de retrouver votre calme et votre sérénité.

Nous avons conçu les séries d'exercices suivantes en pensant justement à vous, qui rentrez du travail vidé(e). Ces exercices effacent la fatigue accumulée, ce qui vous permet, soit de vous sentir détendu(e) et de bien dormir, soit de vous sentir suffisamment revigorée pour profiter de la soirée. Réservez-vous entre 5 et 8 minutes pour pratiquer les deux séries d'exercices suivantes.

Jambes levées contre un mur

- Cette série d'exercices détend et revigore.

Lorsque vous avez les jambes levées contre un mur, vous êtes dans ce qu'on appelle en yoga une posture d'inversion. La posture d'inversion présente une utilité particulière : elle compense la station debout ou assise que vous avez eue toute la journée. Elle améliore l'afflux sanguin vers la région abdominale – les organes internes sont donc mieux irrigués –, et favorise la digestion. Le support du mur facilite la réalisation des exercices en posture d'inversion ; sans support, ces exercices seraient difficiles à réaliser par des débutants.

Jambes et bras levés

1. Allongé(e) sur le tapis, levez vos jambes contre le mur. Rapprochez-vous du mur en soulevant votre

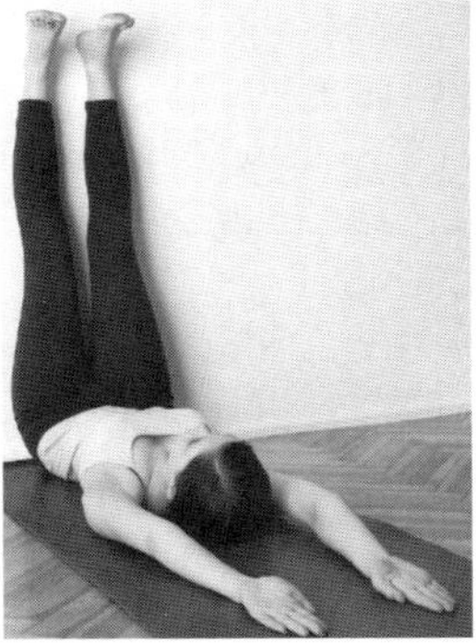

buste d'un côté, puis de l'autre, et en levant vos jambes de plus en plus haut. Cessez d'avancer dès que vous avez trouvé la position qui vous convient – vos jambes doivent être tendues, mais vous ne devez pas sentir d'étirement excessif.

2. Levez vos bras derrière la tête et posez-les au sol. Étirez-les au maximum pour allonger votre buste et, notamment, étirer la taille. Gardez cette position 30 secondes ou beaucoup plus longtemps si elle vous est agréable.

Demi-chandelle

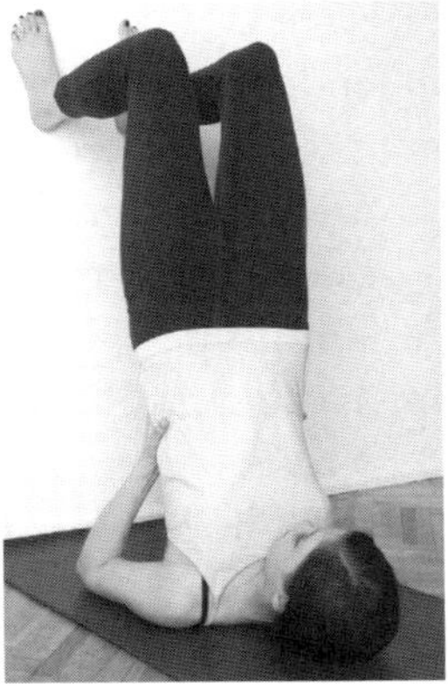

• Supprime les tensions dans les épaules et la nuque.

1. Descendez vos jambes jusqu'à ce que vos plantes de pieds soient collées au mur et rapprochez un peu vos genoux.

2. Levez le bassin et maintenez-le levé en le soutenant avec vos mains. Décollez le bassin du mur au maximum en repoussant le mur avec vos plantes de pieds. Pour cela, vous serez peut-être obligé(e) de monter un peu vos pieds. La posture idéale est d'avoir le dos et les cuisses alignés et les jambes perpendiculaires au mur. Vos épaules et votre tête doivent rester en contact avec le sol.

3. Gardez cette position pendant 30 secondes, moins si elle réclame trop d'efforts pour vous, plus si elle vous est agréable. Pensez à respirer normalement pendant l'exercice.

➲ « **Fausse chandelle** »

- Étire et masse la nuque et les épaules.

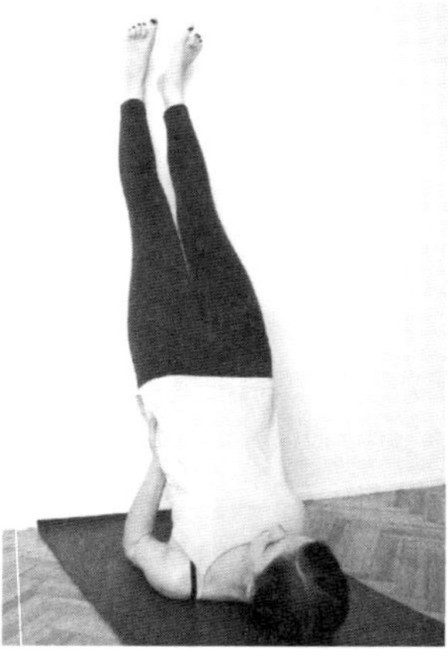

1. À partir de la posture précédente (voir p. 93), montez vos pieds sur le mur jusqu'à ce que vos jambes soient complètement tendues et que seuls vos talons soient en contact avec le mur. Vos jambes, vos cuisses et votre buste forment une droite oblique par rapport au mur. Restez dans cette position pendant 30 secondes, ou aussi longtemps que vous le pouvez et/ou le souhaitez. Surtout, ne laissez pas votre bassin s'effondrer !

2. Déroulez votre dos, vertèbre par vertèbre, pour le reposer doucement au sol. Vos talons descendent lentement contre le mur. Rapprochez votre buste le plus près possible du mur, comme dans l'exercice « Jambes et bras levés » (voir p. 92).

Écartement des jambes et des bras

- Étire l'intérieur des cuisses.

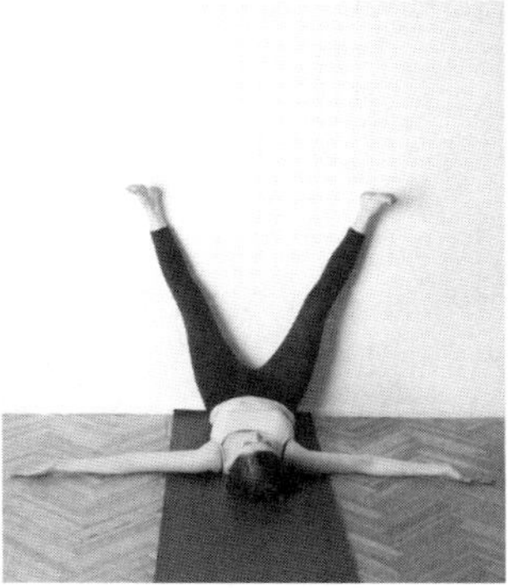

Vos jambes sont levées contre le mur. À présent, écartez-les en tenant l'intérieur de vos cuisses ou de vos genoux. Si vous vous sentez bien dans cette position et si vos cuisses ou vos genoux n'ont pas besoin de soutien, écartez vos bras en croix. Appuyez vos omoplates au maximum contre le sol. Sentez l'étirement dans vos cuisses et gardez la position 30 secondes.

Position du papillon

- Assouplit les articulations des hanches.

Rapprochez vos jambes l'une de l'autre et descendez progressivement vos talons contre le mur en

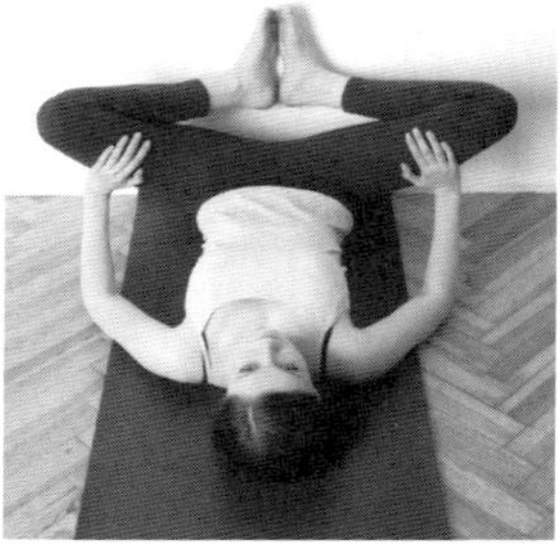

fléchissant vos jambes jusqu'à pouvoir prendre vos pieds dans vos mains. Joignez vos plantes de pieds et, avec vos mains, appuyez sur vos cuisses pour vous aider à les écarter davantage – si cela ne vous fait pas mal, bien sûr. Gardez la position 30 secondes.

Contraction groupée

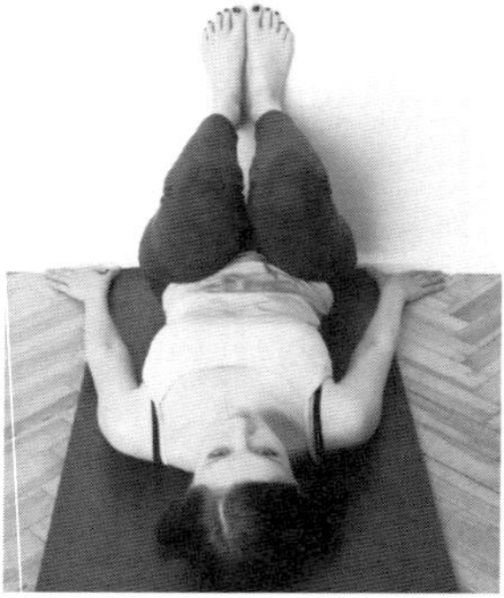

• Tonifie les muscles des jambes, des cuisses, des bras et du dos.

Rapprochez vos genoux avec vos mains et posez vos plantes de pieds contre le mur. Allongez vos bras au sol, le long du corps. Simultanément, repoussez le mur avec vos pieds et le sol avec votre dos, votre bassin et vos bras. Ce qui fait travailler efficacement un grand nombre de muscles à la fois. Maintenez cette contraction musculaire pendant quelques respirations, puis relâchez tout votre corps.

Relaxation les jambes levées

- Stimule la circulation sanguine dans la région abdominale et le bas-ventre, favorise le retour veineux.

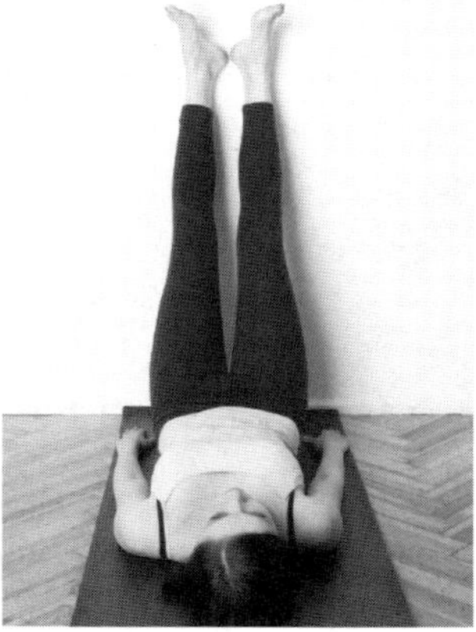

1. Éloignez un peu vos fessiers du mur (environ 20 à 30 cm) et levez les jambes contre le mur. La distance entre vos fessiers et le mur doit vous permettre de garder les jambes tendues sans que vous sentiez un étirement excessif. Plus les jambes sont inclinées, plus la position est facile à tenir.

2. Rapprochez vos pieds et ouvrez-les, talons serrés l'un contre l'autre. Ramenez vos bras le long du corps et savourez la sensation de détente qui s'installe peu à peu.

3. Faites le vide dans votre tête. Ne repensez pas à vos activités de la journée. Laissez votre corps se relâcher complètement, sentez le poids de vos jambes contre le mur, de votre buste et de vos bras au sol. Respirez normalement.

4. Gardez cette position de détente pendant 2 minutes, ou aussi longtemps que vous le souhaitez (un quart d'heure vous permettra de vous détendre vraiment). À la fin, laissez glisser vos jambes vers le bas, roulez d'un côté et retrouver lentement la position assise.

Vous pouvez aussi réaliser cet exercice de détente final tout seul, sans les exercices précédents, à la fin d'une longue journée de travail qui vous a peut-être obligé(e) à rester longtemps debout. Demeurer les jambes levées le plus souvent possible est extrêmement bon pour la santé.

Exercices d'une jambe à la fois en position allongée

Allongez-vous sur le dos, les jambes tendues au sol. Commencez les exercices suivants avec la jambe droite, puis répétez-les avec la jambe gauche. Réservez-vous 8 à 10 minutes au total pour réaliser les 7 exercices de la série.

Extension de la jambe au-dessus de soi

- Étire les muscles postérieurs des jambes et des cuisses.

1. Glissez le pied droit vers vous pour fléchir votre jambe, puis dépliez votre jambe vers le plafond. Essayez de la tendre dans la limite de vos possibilités. Fléchissez votre pied.

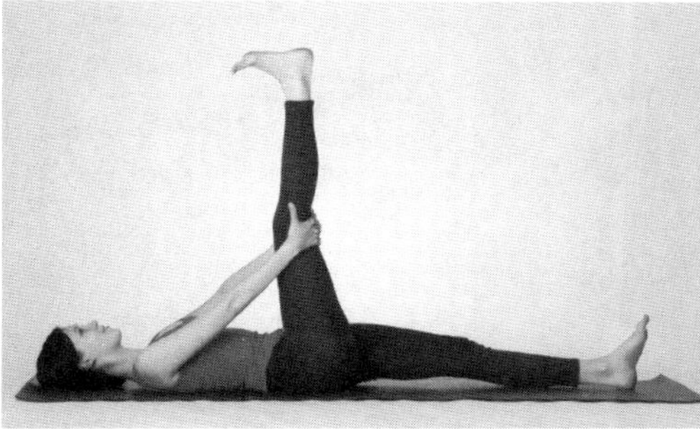

2. Prenez votre genou ou, si cela tire trop, votre cuisse dans vos mains pour essayer de rapprocher votre jambe de votre buste. L'idéal est de garder la jambe tendue, mais si vous avez mal, fléchissez-la légèrement. Maintenez cette position pendant 30 secondes.

Écartement de la jambe sur le côté

- Tonifie les muscles des cuisses et assouplit l'articulation de la hanche.

1. Tenez votre jambe dans votre main droite et écartez votre bras gauche sur le côté.
2. Écartez doucement la jambe droite sur le côté en essayant de la rapprocher au maximum du sol, mais sans vouloir dépasser vos limites. Vous pouvez prendre appui sur le coude droit posé au sol pour soutenir votre jambe et faciliter son ouverture tout en soulageant un peu l'articulation de la hanche.

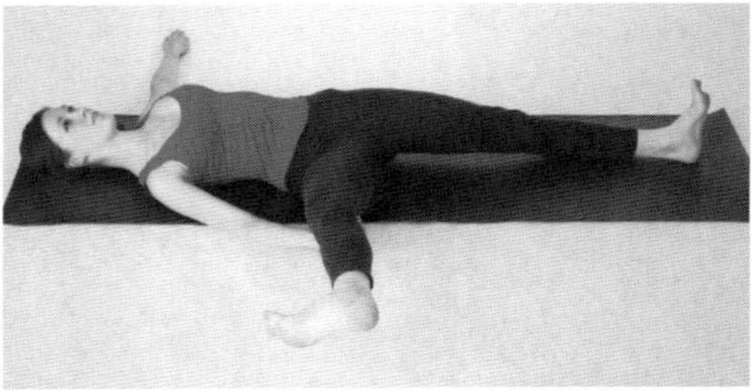

3. Gardez cette position pendant 30 secondes, puis ramenez votre jambe à la verticale, en position initiale.

➲ Flexion de la cuisse contre la poitrine

- Améliore la mobilité de l'articulation de la hanche. Avec la pratique, vous fléchirez la cuisse de plus en plus près de la poitrine.

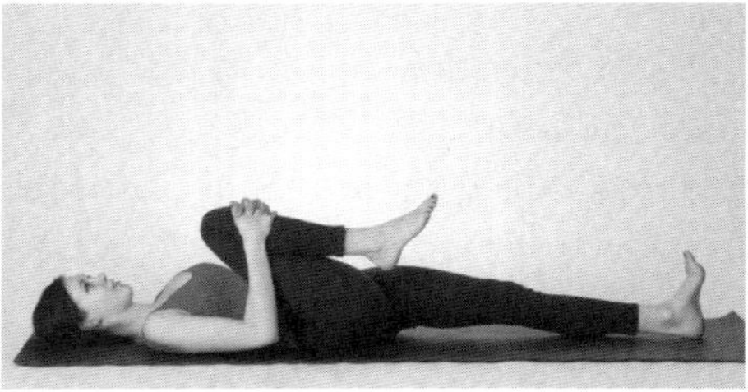

Fléchissez la jambe droite, puis saisissez votre genou dans vos mains et essayez de le rapprocher au maximum de votre poitrine. Gardez la position pendant 30 secondes.

Flexion de la cuisse et extension de la jambe

- Dans les deux variantes, vous étirez les muscles postérieurs de la cuisse.

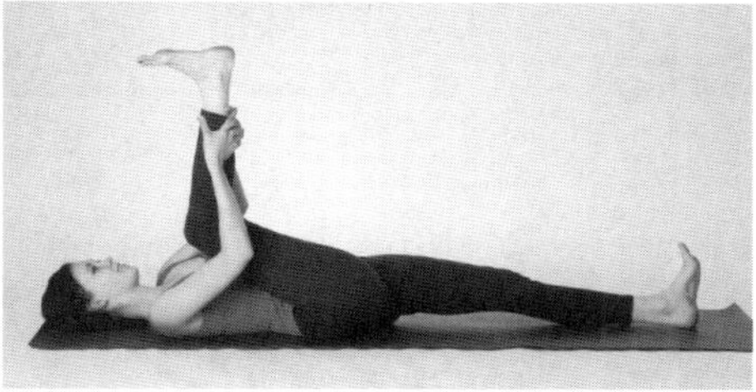

À partir de la position précédente, cuisse collée au buste, levez le pied droit jusqu'à ce que la jambe droite soit à la verticale. Prenez votre jambe dans vos mains et tirez-la vers vous. Vous pouvez rendre l'exercice encore plus difficile en saisissant votre plante de pied dans vos mains et en exerçant une pression vers le bas. Si cela vous fait mal, contentez-vous d'étirer votre jambe des deux mains. Gardez la positon 30 secondes.

Demi-lotus au sol

- Assouplit l'articulation de la hanche.

1. Allongez vos deux jambes, puis levez la tête et montez doucement le pied droit jusqu'à la cuisse gauche. Posez le pied droit au-dessus du genou, sur la cuisse gauche. Vous ne devez pas ressentir de tension dans la cheville.

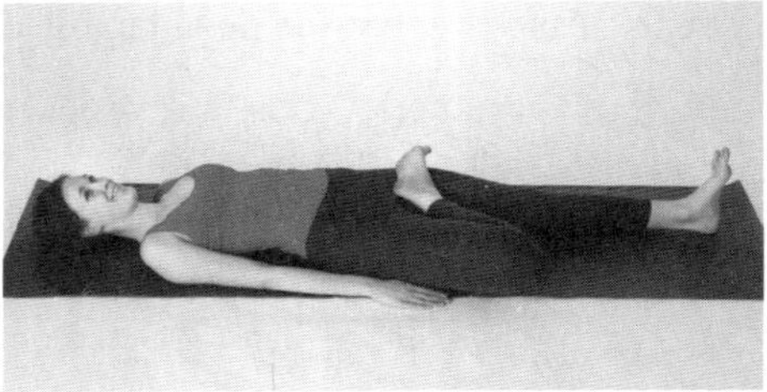

2. À présent, laissez votre genou droit tomber vers le sol. Ne forcez surtout pas. Si la position vous est inconfortable, soutenez votre genou dans votre main droite pour éviter de le solliciter exagérément.
3. Reposez la tête au sol et restez dans cette position pendant 30 secondes.

Vous pouvez rendre l'exercice encore plus difficile en levant les bras derrière la tête, dos des mains au sol ou à proximité du sol, et en les étirant au maximum.

Posture de l'arbre au sol

- Approfondit l'action de l'exercice précédent.

1. Soulevez la tête du sol et prenez votre pied droit dans votre main droite pour poser votre plante de pied contre l'intérieur de la cuisse gauche.
2. Laissez tomber votre genou droit vers le sol – le plus loin possible sans ressentir d'inconfort. L'idéal étant, bien sûr, de poser la cuisse droite au sol.

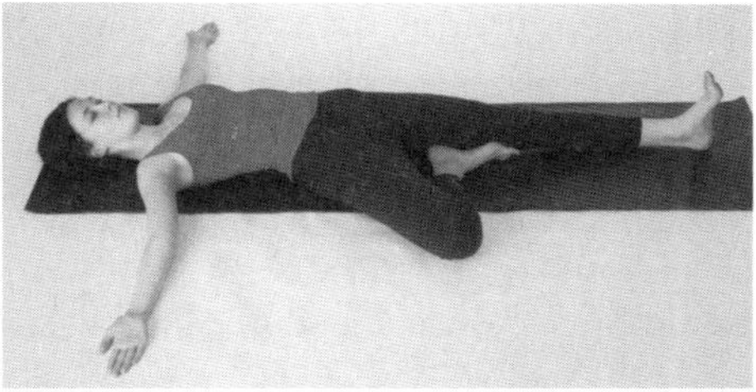

3. Reposez la tête au sol. Écartez vos bras en croix et veillez à ce que vos omoplates soient bien en contact avec le sol. Détendez-vous dans cette position pendant 30 secondes.

➲ Torsion au sol

- Affine la taille, masse la région abdominale et les organes internes, assouplit la colonne vertébrale et stimule la digestion.

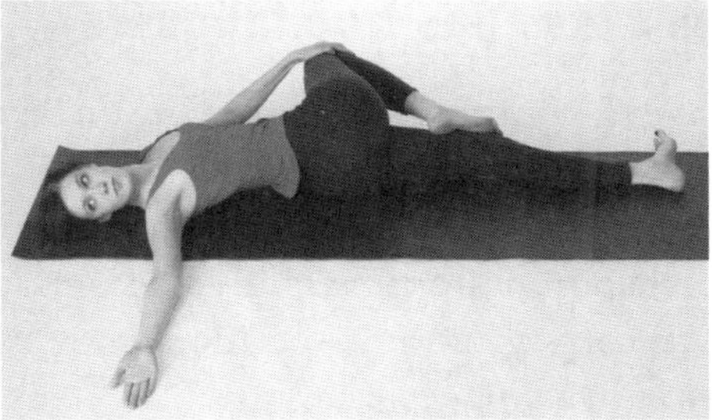

1. Soulevez le pied droit et posez-le sur votre cuisse gauche (le genou droit est orienté vers le plafond).

Prenez votre genou droit dans votre main gauche et tirez-le vers la gauche en essayant de le rapprocher du sol. Surtout, ne forcez pas. L'épaule droite doit rester au contact du sol. La tête et le buste doivent être tournés vers la droite, à l'opposé de la jambe.

2. Écartez le bras droit sur le côté. N'exagérez pas ce mouvement de torsion. Vous ne devez pas ressentir d'inconfort, voire de douleur. Le genou ne doit pas être amené jusqu'au sol. Gardez la torsion pendant 30 secondes, puis revenez doucement dans la position initiale.

3. Faites une courte pause avant de répéter les exercices de cette série avec l'autre jambe (reprenez à partir de l'exercice « Extension de la jambe au-dessus de soi » (voir p. 98).

Si vous n'êtes pas trop fatigué(e)…

Si vous avez le courage et l'envie de faire du bien à votre corps, non plus en position allongée, mais debout, allez-y ! La série d'exercices que nous vous proposons dans ce chapitre étire, assouplit et décontracte l'ensemble du corps grâce à l'association de mouvements statiques et dynamiques.

Réservez-vous 15 à 20 minutes pour réaliser l'ensemble des exercices de cette série. Tout dépend du temps que vous passez sur chacun.

Exercices debout pour se dynamiser de la tête aux pieds

Lever les bras en position verticale

- Étire les flancs et les épaules, tonifie les bras.

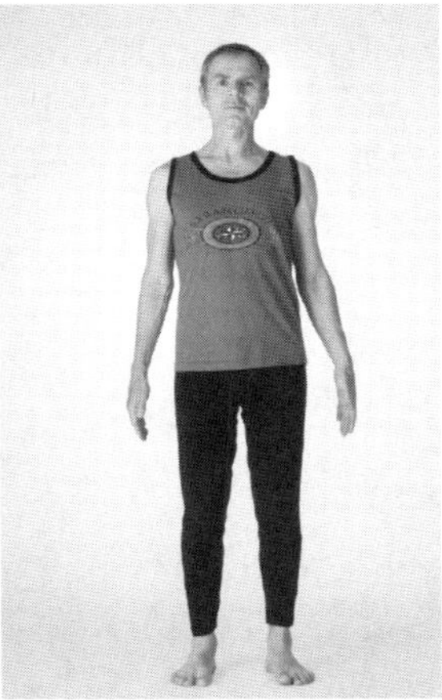

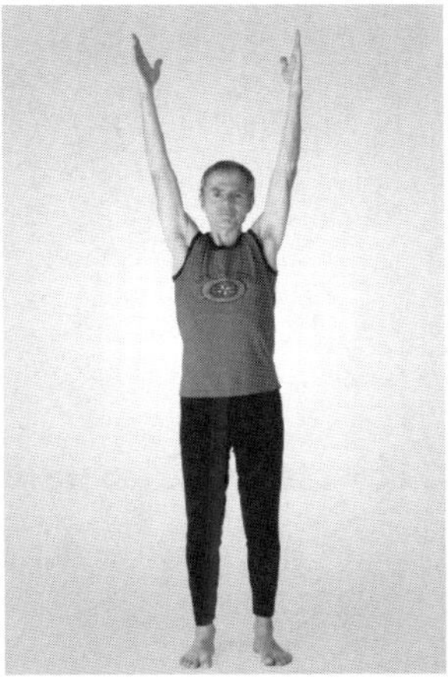

1. Tenez-vous debout, le dos bien droit et les jambes tendues.
2. En inspirant, levez les bras au-dessus de la tête jusqu'à les tendre complètement en l'air. En expirant, baissez lentement les bras.
3. Répétez 6 à 8 fois l'exercice en essayant de synchroniser parfaitement le mouvement et la respiration. À la fin de l'inspiration, vos bras doivent être en l'air et, à la fin de l'expiration, en bas le long du corps.

Lever les bras, fléchir les jambes

- Apporte les mêmes bienfaits que l'exercice précédent et, en plus, étire les muscles du dos.

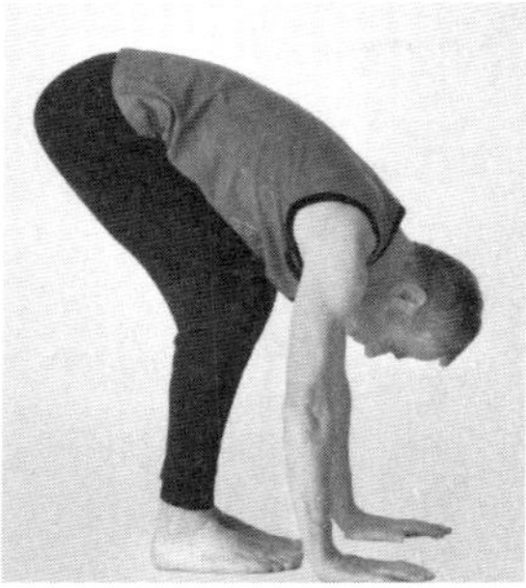

En inspirant, levez les bras en l'air et étirez-les au maximum pour vous grandir. En expirant, fléchissez les jambes jusqu'à pouvoir poser les mains au sol. Répétez 6 à 8 fois l'exercice en veillant à synchroniser le mouvement et la respiration.

Lever les bras, tendre les jambes

- Étire, en plus, l'arrière des jambes et des cuisses.

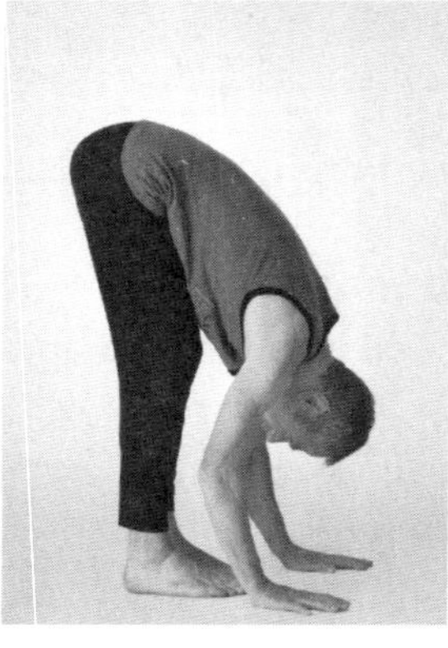

En inspirant, levez les bras en l'air. En expirant, lâchez le buste en avant et essayez de poser les mains au sol, comme dans l'exercice précédent, mais cette fois en gardant les jambes tendues – ou quasiment tendues. Répétez 8 à 10 fois l'exercice.

Torsion du buste en va-et-vient

- Améliore la souplesse de la colonne vertébrale.

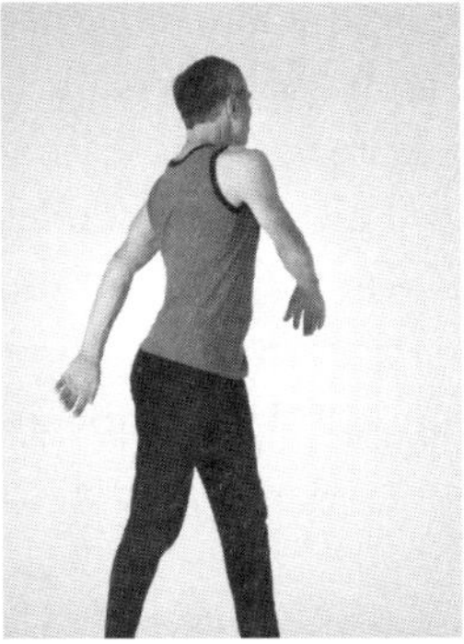

Laissez pendre vos bras le long du corps et tournez le buste d'un côté, puis de l'autre, dans un mouvement de va-et-vient (pendant environ 1 minute). Vos bras vont être naturellement entraînés par la dynamique créée. Variez l'ampleur et la vitesse de la torsion du buste. Respirez normalement.

Torsion du buste bras écartés

- Tonifie, en plus, les muscles des bras et des épau-

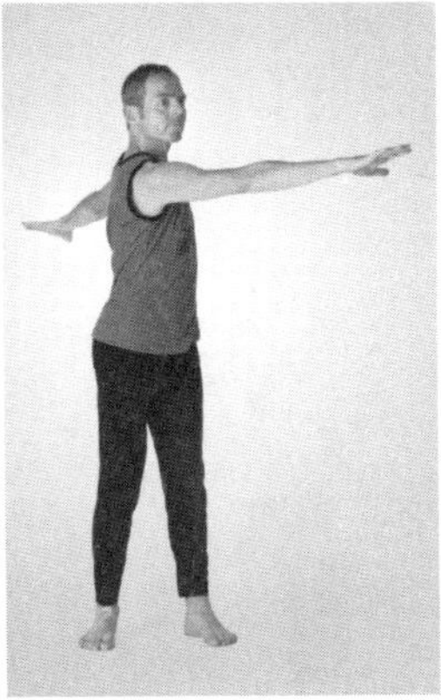

Tendez les bras sur le côté, parallèlement au sol, et répétez l'exercice précédent pendant environ 1 minute. L'extension des bras au cours de la torsion permet de faire travailler davantage la musculature du dos. Inspirez en tournant le buste à gauche et expirez en vous tournant à droite.

Cercles des épaules

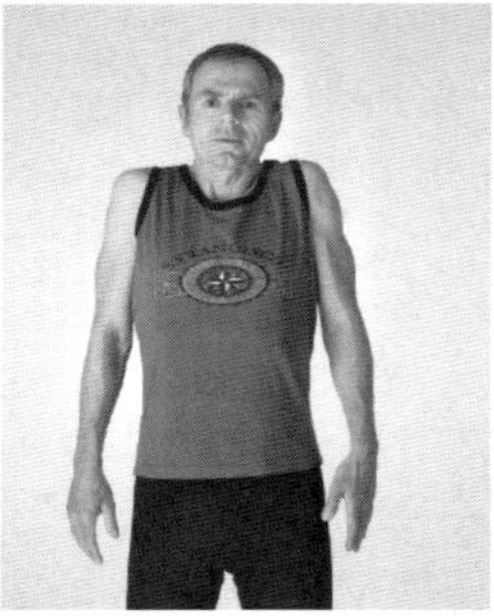

- Élimine les tensions dans la ceinture scapulaire et améliore la mobilité des épaules.

Laissez pendre vos bras le long du corps. Faites des cercles d'épaules d'avant en arrière pendant 20 secondes, puis d'arrière en avant pendant 20 secondes.

Nage sur le dos et crawl

- Ces exercices de natation simulés font faire beaucoup de bien à vos épaules.

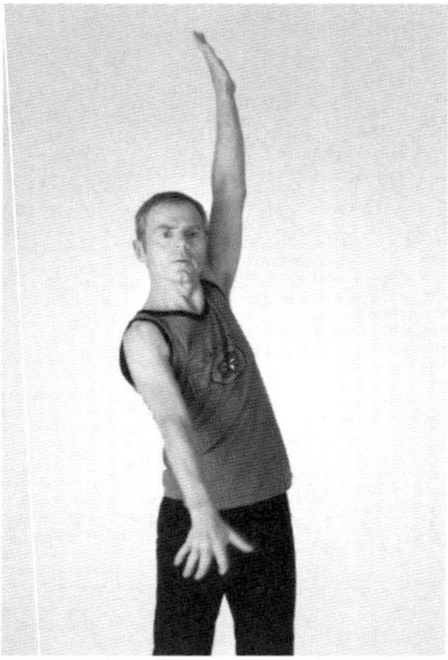

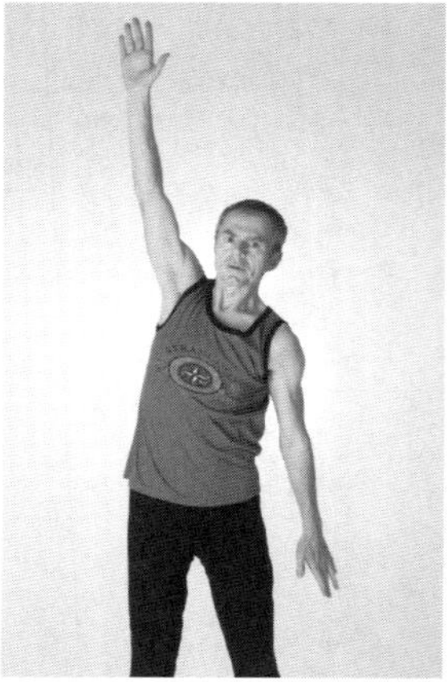

1. Nage sur le dos (1 minute) : tendez le bras droit devant vous, puis au-dessus de votre tête, puis en arrière, puis en bas, et répétez le mouvement du bras gauche. Le mouvement des deux bras va s'enchaîner naturellement. Vous pouvez bouger le buste en même temps. Respirez normalement.
2. Crawl (1 minute) : répétez l'exercice, mais cette fois comme si vous nagiez le crawl, avec une rotation alternative des bras vers l'avant.

➲ Mobilisation du buste seul

- Sollicite les muscles du thorax.

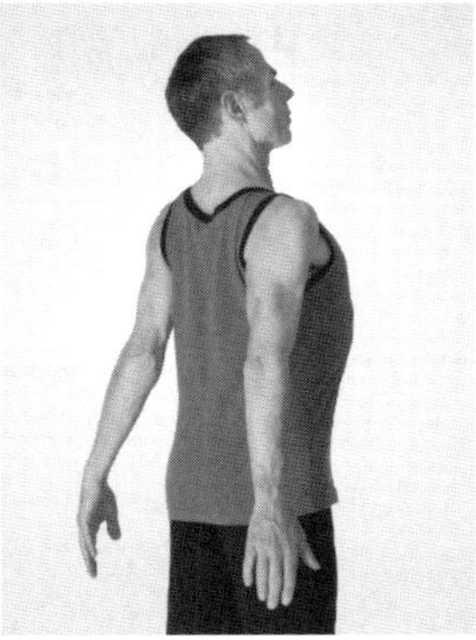

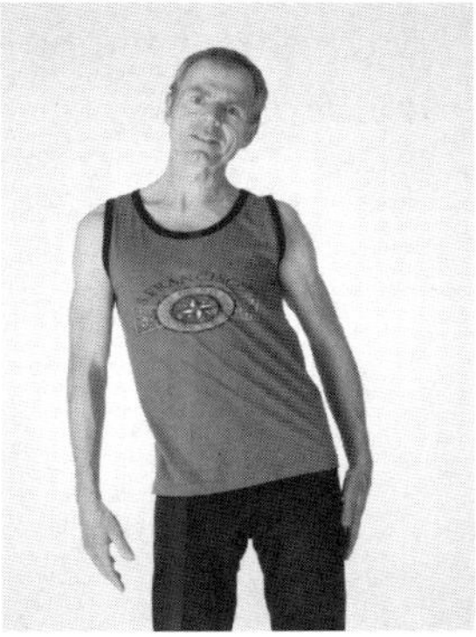

1. Relâchez les bras le long du corps. Poussez la cage thoracique vers l'avant en tendant vos bras légèrement sur le côté, puis vers l'arrière. Essayez de ne pas bouger le reste du corps. Vos épaules et votre bassin doivent rester immobiles.

2. Après avoir répété 10 à 12 fois l'exercice, poussez la cage thoracique à gauche, puis à droite, et ainsi de suite. Répétez 10 à 12 fois ce mouvement latéral.

3. Pour finir, associez les deux exercices en décrivant des cercles avec votre cage thoracique. Décrivez un cercle dans le sens des aiguilles d'une montre, puis dans le sens inverse des aiguilles d'une montre. Répétez cet exercice au moins 30 secondes.

Mobilisation du bassin seul

- Améliore la mobilité du bassin, dynamise la région pelvienne et renforce la conscience de cette partie du corps.

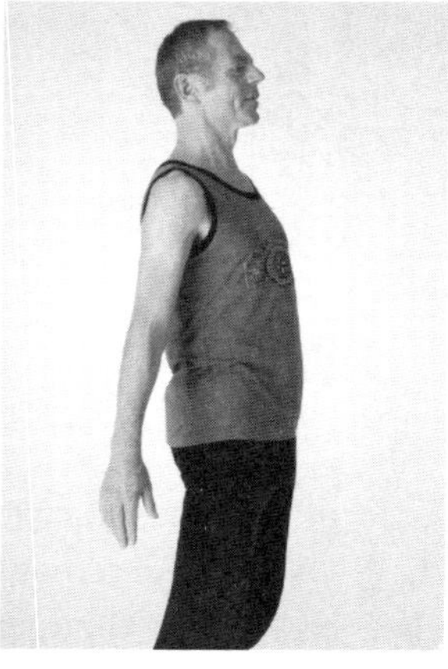

1. Debout, les jambes légèrement écartées, basculez le bassin vers l'avant, puis vers l'arrière. Laissez vos bras ballants et essayez de ne pas bouger le haut du corps. Vos jambes tendues accompagnent le mouvement du bassin.

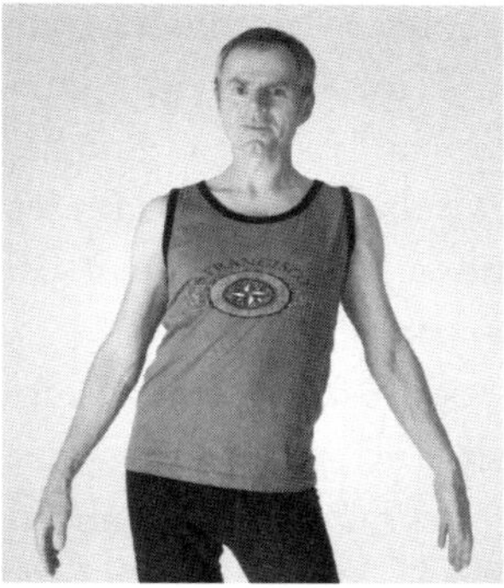

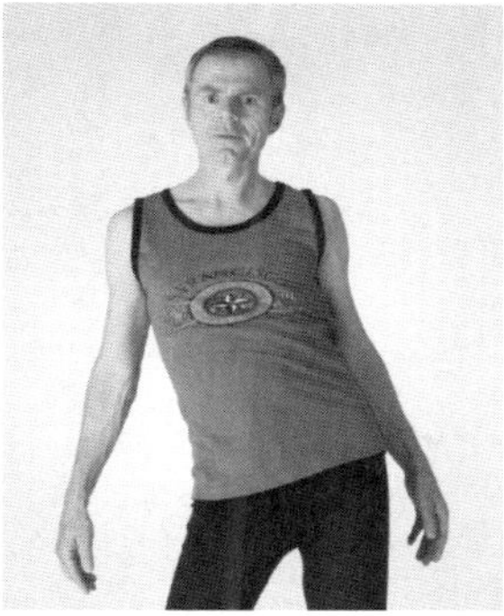

2. Répétez cet exercice pendant environ 30 secondes.
3. À présent, basculez le bassin sur le côté droit, puis sur le côté gauche, pendant 30 secondes.
4. Enfin, associez les deux exercices en décrivant des cercles avec votre bassin – dans le sens inverse des aiguilles d'une montre, puis dans le sens des aiguilles d'une montre – pendant 30 secondes.

Mobilisation du bassin jambes fléchies

- Apprend à faire bouger le bassin isolément et élimine les tensions dans cette région.

1. Fléchissez légèrement les jambes en gardant vos genoux bien parallèles. Basculez le bassin en avant et en arrière ou, plus précisément, vers le haut et vers le bas, pendant environ 30 secondes. Vos jambes ne doivent absolument pas bouger.

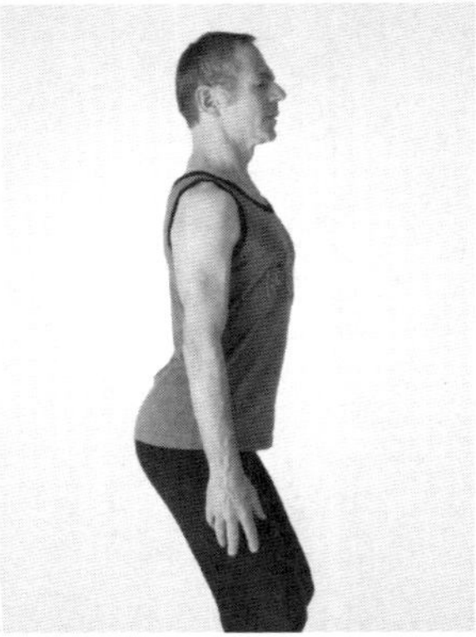

2. Après avoir répété plusieurs fois l'exercice, basculez le bassin à gauche, puis à droite, en gardant les jambes pliées, pendant 30 secondes.

3. Associez les deux exercices en décrivant des cercles du bassin, d'abord dans le sens inverse des aiguilles d'une montre, puis dans le sens des aiguilles d'une montre. L'amplitude du mouvement est plus faible que dans l'exercice précédent (voir p. 110-111).

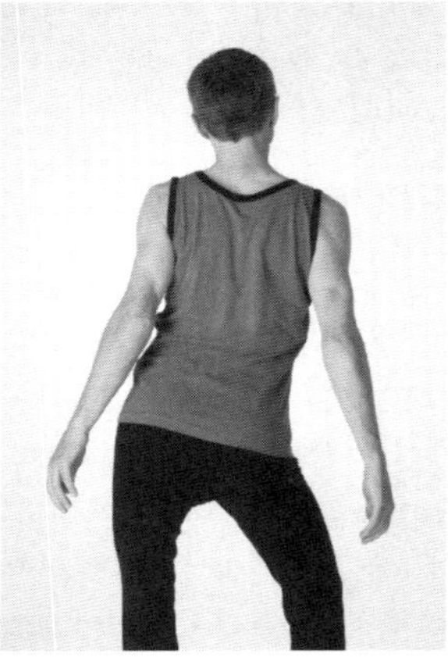

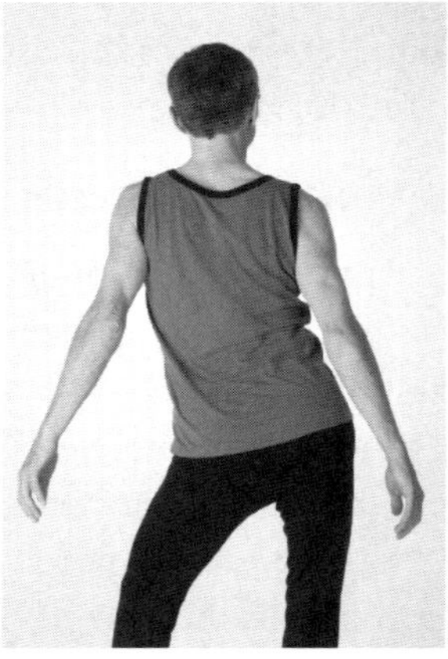

Équilibre sur la pointe des pieds

- Renforce les muscles des pieds et les mollets, améliore l'équilibre.

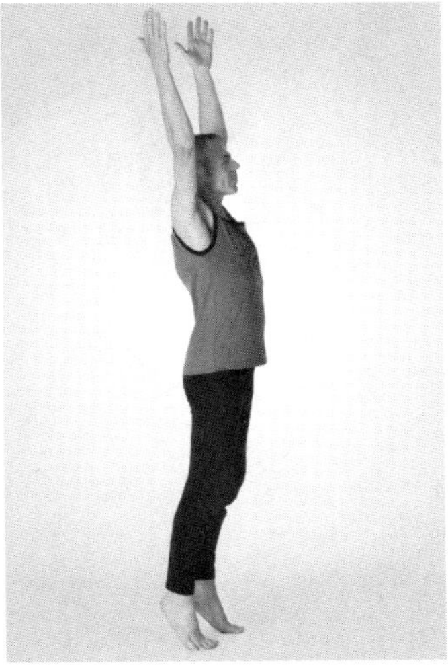

1. Tenez-vous debout. En inspirant, décollez les talons du sol au maximum sans perdre l'équilibre. En expirant, reposez vos talons au sol.

2. Répétez au moins 8 à 12 fois cet exercice. Si avez un bon sens de l'équilibre, vous pouvez lever les bras en l'air lorsque vous inspirez et décollez les talons.

3. À la dernière répétition, restez environ 30 secondes en équilibre sur la pointe des pieds. Puis reposez les talons au sol et secouez vos jambes pour les décontracter.

Lever de l'avant-bras et du genou opposé

- Tonifie les muscles des cuisses et des jambes, développe le sens de l'équilibre.

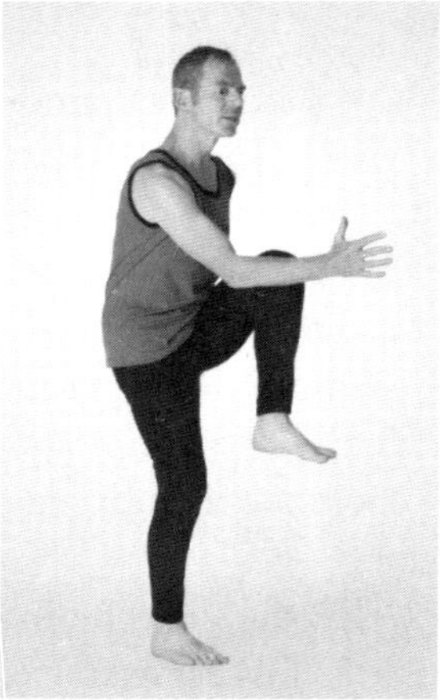

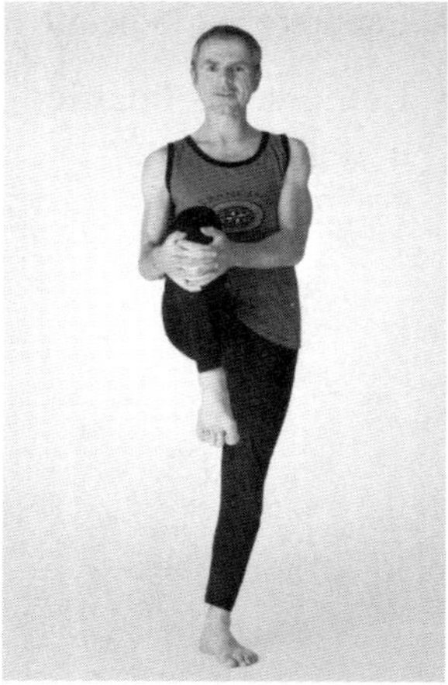

1. Laissez vos bras pendre le long du corps. Simultanément, levez l'avant-bras droit devant vous jusqu'à ce qu'il soit parallèle au sol et levez le genou gauche en direction de l'avant-bras droit. Puis baissez l'avant-bras droit et reposez la jambe gauche au sol.
2. Répétez l'exercice de l'autre côté – levez l'avant-bras gauche et le genou droit en même temps. Enchaînez le deux côtés pendant 1 minute environ.

Pour rendre l'exercice plus complet, prenez un genou dans vos mains et gardez l'équilibre pendant 20 secondes avant de changer de côté.

Balancement de la jambe

- Tonifie les muscles des jambes et du dos.

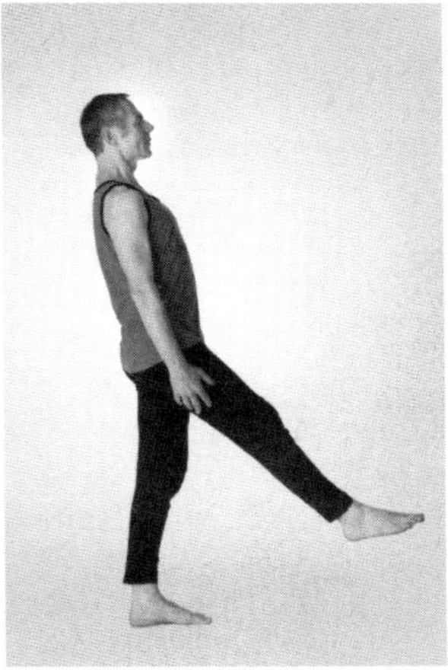

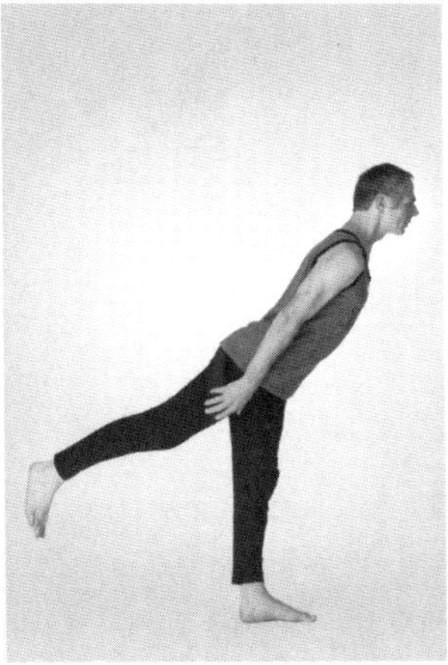

Levez une jambe tendue devant vous, puis balancez-la en arrière. Le mouvement du buste suit le mouvement de la jambe, tel un pendule : lorsque la jambe est devant, le buste est incliné légèrement en arrière et lorsque la jambe est derrière, le buste est penché en avant.

Essayez de garder le dos bien droit et les bras ballants. Balancez la jambe 6 à 8 fois de chaque côté.

L'avion

- Renforce les fessiers, les jambes et les bras. Assouplit la colonne vertébrale.

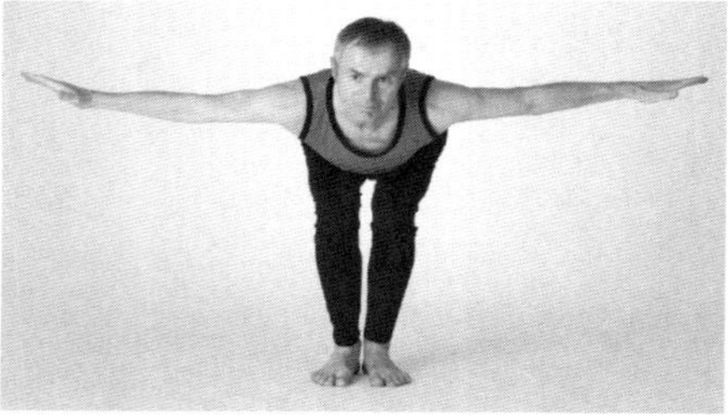

1. Accroupissez-vous, comme au départ d'un saut à ski. Vos jambes sont serrées et vos pieds joints. Gardez vos plantes de pieds à plat au sol.

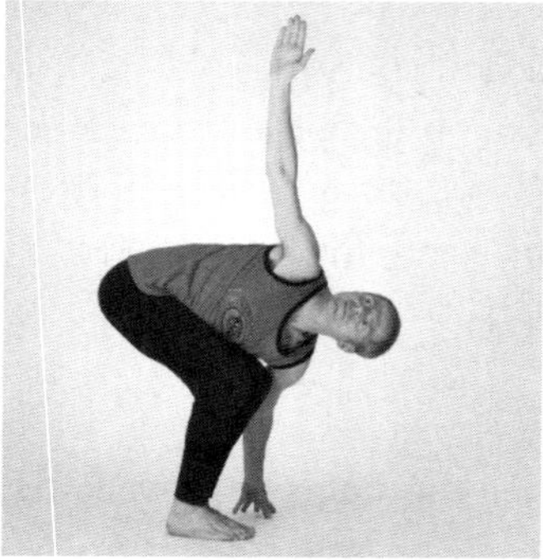

2. Posez vos mains sur vos genoux. Essayez d'avoir le dos le plus plat possible et de rapprocher au maximum le buste des cuisses.

Écartez les bras et tendez-lesparallèlement sol. Tournez le buste (et donc la tête) à gauche en levant le bras gauche et en descendant le bras droit (vos bras sont les ailes de l'avion), puis tournez le buste à droite en levant le bras droit et en descendant le bras gauche. Évitez de lever les fessiers, restez bien accroupi(e). Répétez 8 à 12 fois l'exercice avant de vous redresser.

➲ Le Jumping Jack

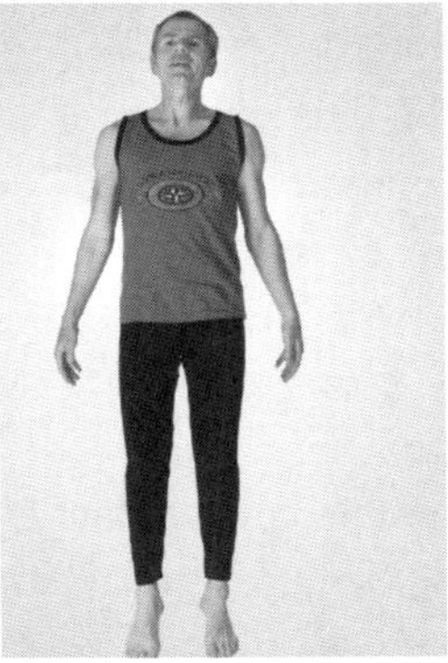

• Stimule et revigore l'organisme. Ne faites pas cet exercice si vous avez des problèmes de chevilles.

Debout, sautez sur place pendant 30 à 60 secondes, le plus souplement possible, comme une balle qui rebondit. Pliez légèrement les genoux pour amortir les atterrissages.

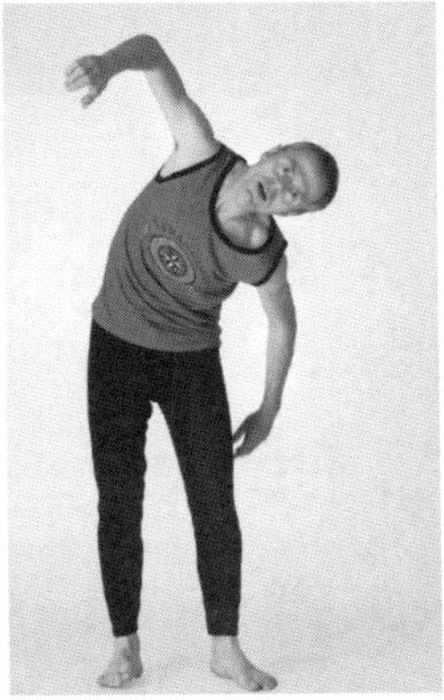

➲ La minute de folie

• Supprime les tensions dans l'ensemble du corps et donc le stress.

Secouez vigoureusement tout votre corps pendant 30 à 60 secondes, comme si vous vouliez vous débarrasser activement de toutes les tensions accumulées dans votre vie (et, par conséquent, dans votre corps). N'hésitez pas à passer pour un fou (ou une folle) !

La statue

- Détend et aide à prendre conscience de son corps en réorientant l'attention vers l'intérieur.

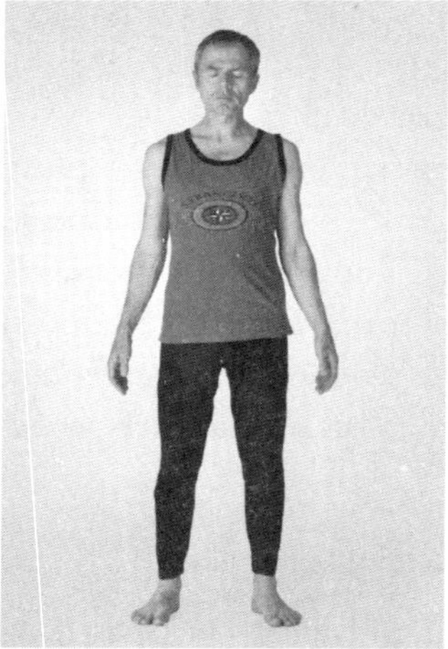

Restez debout, immobile comme une statue, et écoutez les sensations que vous percevez dans votre corps. Surtout, ne bougez pas d'un pouce ! Les jambes légèrement fléchies, les muscles relâchés, écoutez ce qui se passe en vous. Fermez les yeux si cela vous est agréable. Restez dans cette position 1 à 2 minutes, voire plus longtemps. Terminez cette série d'exercices en rouvrant les yeux et en retrouvant votre mobilité.

Si vous aimez les postures « animales »...

Dans ce dernier chapitre, nous avons conçu pour vous un programme d'exercices exigeant qui contribue à assouplir et fortifier l'ensemble du corps – un programme de postures d'animaux que vous pouvez pratiquer à n'importe quel moment de la journée. Réservez-vous entre 12 et 15 minutes pour réaliser le programme complet.

Postures de chat

- Étire les muscles du thorax et du dos, améliore la mobilité du bassin. L'exercice qui consiste à lever le bras et la jambe opposée améliore l'équilibre tout en renforçant les bras et les jambes.

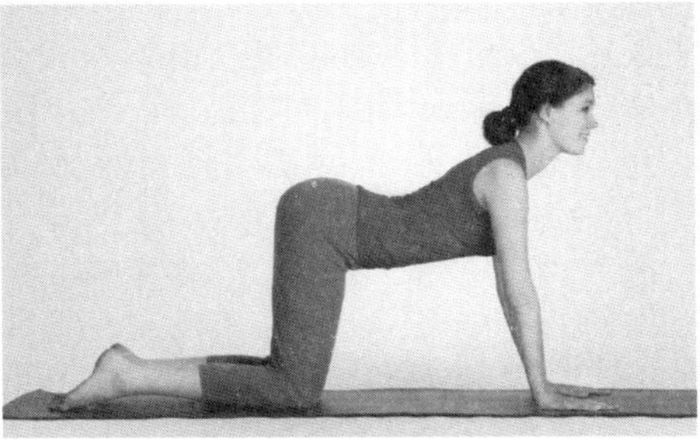

1. Mettez-vous à quatre pattes, les bras légèrement en avant et non perpendiculaires au buste. En inspirant, levez la tête et les fessiers pour creuser légèrement les reins. En expirant, baissez la tête et les fessiers et arrondissez le dos (ou, plutôt, faites le gros dos !). Répétez l'exercice pendant 30 à 60 secondes.

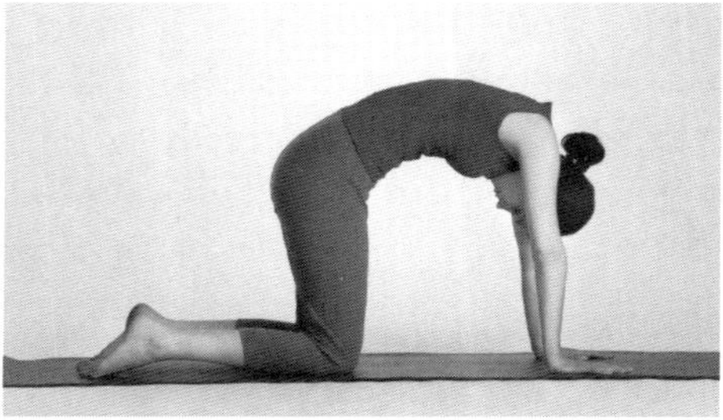

2. À l'inspiration, levez simultanément le bras droit et la jambe gauche jusqu'à ce qu'ils soient à l'horizontale. Regardez devant vous. À l'expiration, reposez le bras et la jambe au sol. Répétez l'exercice pendant 30 à 60 secondes. Si vous ressentez un inconfort, voire une petite douleur dans le bas du dos, c'est peut-être que vous levez la jambe trop haut – elle ne doit pas dépasser l'horizontale !

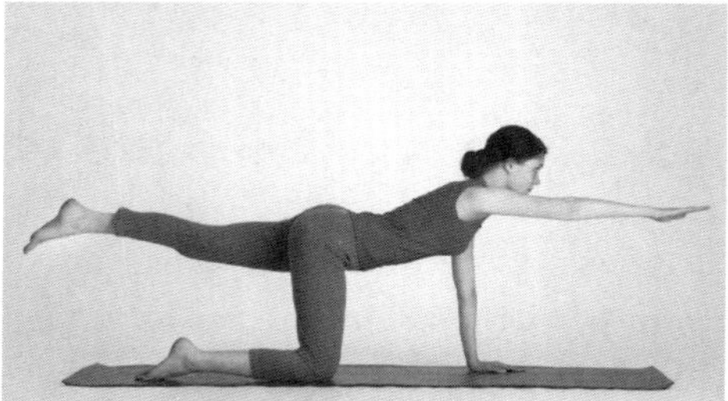

3. Asseyez-vous sur vos talons, inclinez le buste en avant en direction du sol et posez votre front sur le dos de vos mains, sur vos poings ou, si vous êtes assez souple, directement au sol en ramenant les bras le long du corps (voir la posture de l'enfant p. 29). Détendez-vous 1 minute dans cette position, à l'écoute de ce qui se passe en vous.

Postures de chien

- La posture du chien tête en bas étire la partie postérieure du corps. Elle renforce les mains, les bras et les jambes, elle allonge la colonne vertébrale et elle supprime les tensions. La posture du chien tête en haut tonifie les bras, ouvre la cage thoracique et étire la partie antérieure du corps.

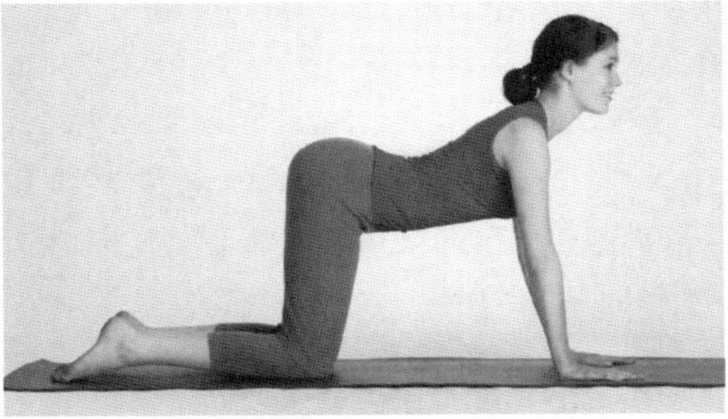

1. La posture du chien tête en bas : À partir de la position à quatre pattes, bras légèrement en avant du buste, prenez appui sur vos orteils et sur vos mains pour tendre les jambes et lever le bassin. Montez la cage thoracique, aplatissez le dos et essayez de coller vos talons au sol. Votre tête est entre vos bras, dans le prolongement de la colonne vertébrale. La position ressemble à un V renversé. Gardez-la pendant 1 minute, puis remettez-vous à quatre pattes.

2. La posture du chien tête en haut : Avancez vos bras, posez vos avant-bras au sol, poussez le bassin en avant et allongez-vous sur le ventre jusqu'à ce que vos cuisses soient tendues. En prenant appui sur vos mains, redressez le buste sans monter les épaules. Allongez le cou et la nuque et regardez devant vous. Si cela ne vous fait pas mal, vous pouvez lever la tête et regarder le plafond. Gardez cette position pendant 1 minute en veillant à maintenir votre buste bien redressé. Remettez-vous doucement à quatre pattes et détendez-vous quelques instants.

3. Allongez-vous sur le ventre. Tournez la tête sur le côté et posez-la sur vos avant-bras. Détendez-vous dans cette position 2 à 3 minutes et écoutez ce qui se passe dans votre corps.

La grenouille sur le dos

- Étire les muscles postérieurs des cuisses et assouplit l'articulation de la hanche. La bascule effectue un massage du dos.

1. Allongez-vous sur le dos, fléchissez vos jambes et prenez-les dans vos mains pour les rapprocher au maximum de votre buste – elles doivent être perpendiculaires au sol. Essayez de coller vos genoux contre votre poitrine. Puis tendez vos bras en l'air, entre vos jambes, et prenez vos plantes de pieds dans vos mains. Exercez une pression vers le bas. Gardez la posture de la grenouille pendant 30 secondes.

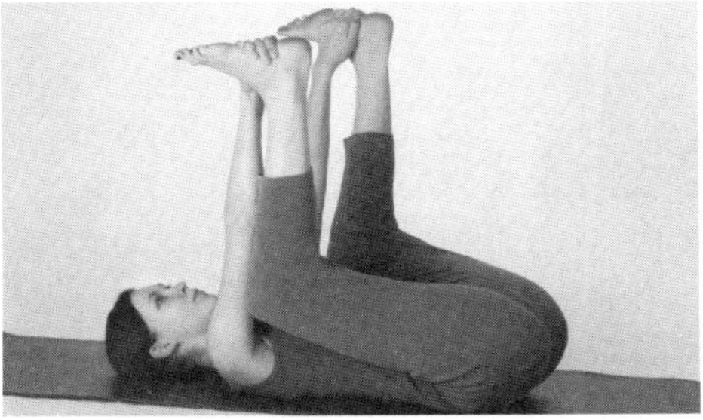

2. Sans changer de position, roulez d'un côté, puis de l'autre (aidez-vous de votre genou pour repousser votre corps du sol). Effectuez 4 à 8 fois cette bascule latérale avant de reposer vos pieds au sol, les jambes écartées de la largeur des hanches. Respirez profondément en étant attentif ce que vous ressentez.

La posture du crocodile

- Étire les muscles des épaules, du thorax, de la nuque et du haut des cuisses. Affine la taille et stimule la digestion. La torsion améliore et maintient la souplesse de la colonne vertébrale.

1. Allongez-vous sur le dos, pieds posés à plat au sol, jambes écartées. Levez la jambe droite et tendez-la par-dessus le genou gauche aussi loin que possible, sans toutefois forcer l'extension. Laissez tomber la jambe gauche au sol de façon que la cuisse droite repose sur la cuisse gauche.

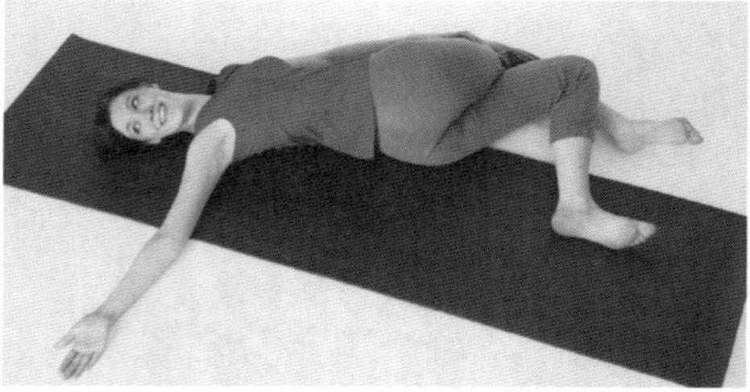

2. Prenez le genou droit dans la main gauche pour étirer davantage la jambe droite – si vous êtes souple, votre pied droit, voire votre genou droit, touche le sol. Écartez le bras droit au sol. Tournez la tête et le buste à droite, et regardez votre main.
3. Gardez cette torsion pendant 30 à 60 secondes. Puis revenez doucement à la position initiale.
4. Répétez l'exercice de l'autre côté en tendant la jambe gauche par-dessus le genou droit et en tournant le buste et la tête à gauche. Gardez la torsion pendant 30 à 60 secondes, puis reprenez la position de départ.
5. Glissez les pieds en avant pour allonger vos jambes. Vous êtes en posture de repos.

Relaxation finale

- Terminez cette série d'exercices par une posture de détente. Vous pouvez entreprendre un voyage corporel (voir p. 53) ou rester tranquillement allongé(e) sans rien faire, juste en écoutant ce qui se passe en vous, en prenant conscience du poids de votre corps au sol, de votre respiration, de ce qui vous entoure. Sentez comme votre corps se détend et votre esprit s'apaise un peu plus à chaque respiration.

Table des exercices

Impression et façonnage réalisé en septembre 2010 par
Snel (Vottem)
pour le compte d'Ixelles Publishing SA

N° d'impression : 51585
Dépôt légal : 3e trimestre 2010

Imprimé en Belgique